U0222016

浪花朵朵

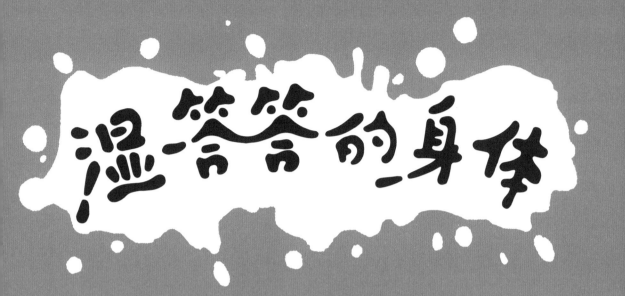

湿答答的身体

[西]贝尔塔·帕拉莫 著 邵一雪 译

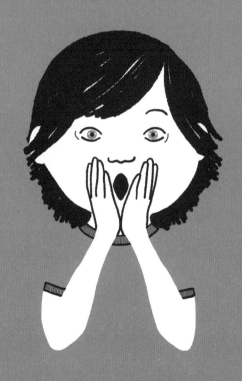

上海人民美术出版社

献给我最爱的小淘气包们：

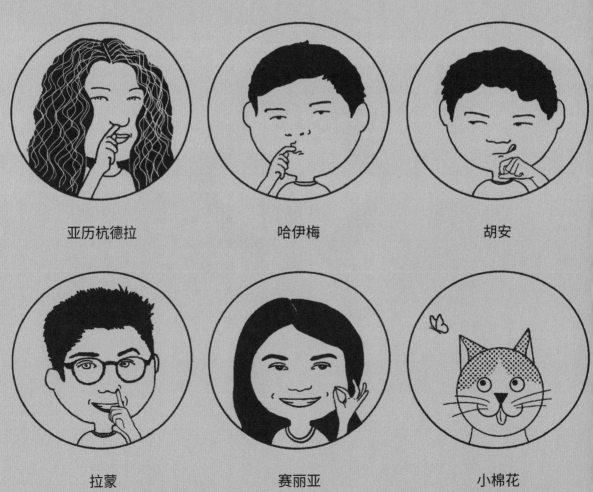

亚历杭德拉　　　　　哈伊梅　　　　　胡安

拉蒙　　　　　赛丽亚　　　　　小棉花

2

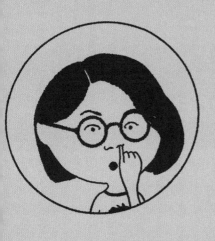

贝尔塔从小就爱尿尿。她的爸爸妈妈知道很多开在高速路边的饭馆，因为全家开车旅行的时候，他们总得沿途为贝尔塔停下两三次。贝尔塔从来不承认自己会偷偷抠鼻屎。当然啦，她总是用小拇指抠，毕竟这样（相对来说）更优雅。谢天谢地，她并没有吃掉它们。但是，她也没说过自己对这些黏糊糊的小球球做了什么，总之是一些令人不安的事情。

贝尔塔接受了编辑胡安热情甚至有些疯狂的建议，创作了《湿答答的身体》这本书。之前，她和胡安还合作过一部绘本，叫《气候变化》。她不知道在创作中会遇到什么，但是她知道这会是一次有趣的旅程，可以学到很多东西。

贝尔塔创作的绘本曾在世界各地的书展上展出，包括阿联酋、葡萄牙、塞尔维亚、意大利、英国、中国等。在接下来的更多书展上，我们还可以见到她的作品。除了爱尿尿以外，贝尔塔可以称得上是一名非常出色的插画家。

在创作过程中，很多医生为我提供了专业建议。我非常感谢伊莎贝尔·波朗歌·阿略尔、曼努埃尔·马丁·埃斯特万、哈维尔·卡尔德隆·波朗歌、莉雅·阿多斯、路易斯·洛佩斯-范多·拉瓦列、赫尔曼·卡萨多·布兰科、费尔南多·加西亚-霍兹·罗萨莱斯和爱丽莎·维拉斯柯·瓦尔达索。

感谢胡安，谢谢他再一次信任我的工作，并且给予我明智的指导。

感谢豪尔赫，如果没有他，我无法完成这些工作，也没法吃到绝顶美味的面包。

身体里的体液究竟是什么？

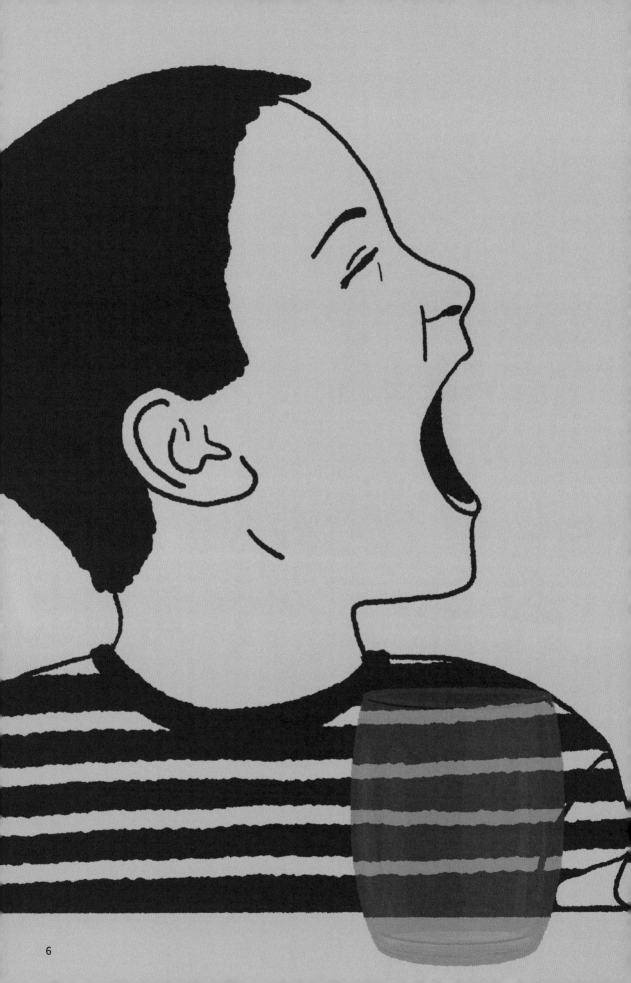

水是生命之本。

当你喝下一杯水，5 分钟之后，水就在你的血液里循环起来了。

水

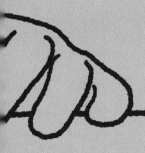

你的身体里几乎都是水。

其他物质

水

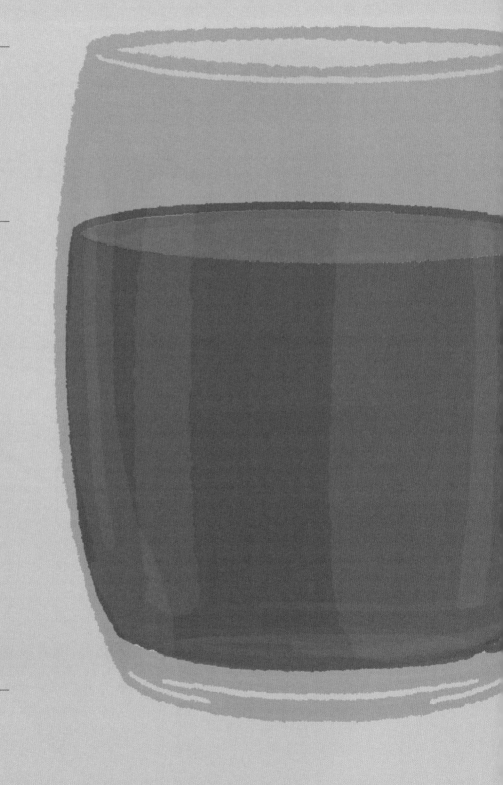

这些水大部分会变成你的体液,

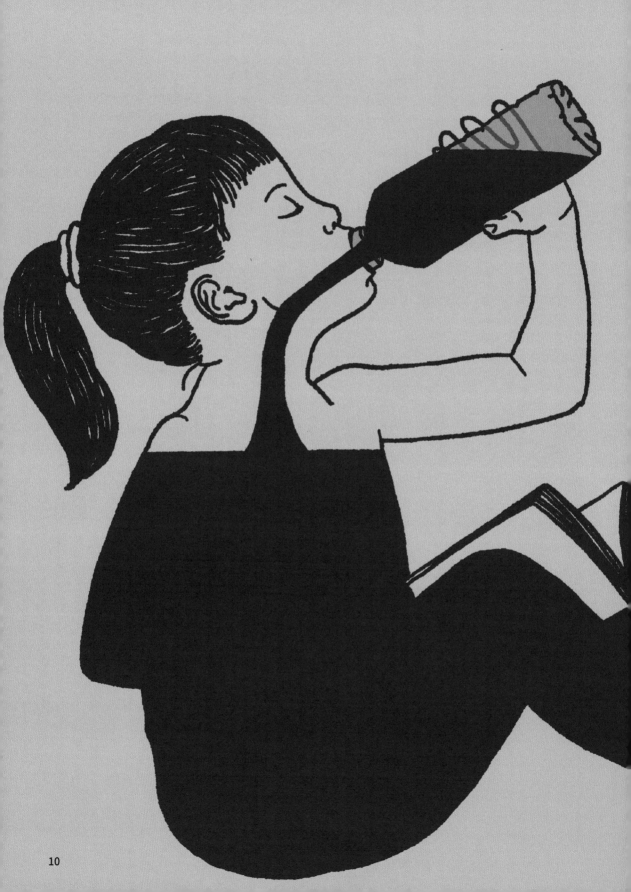

流淌在身体各处。

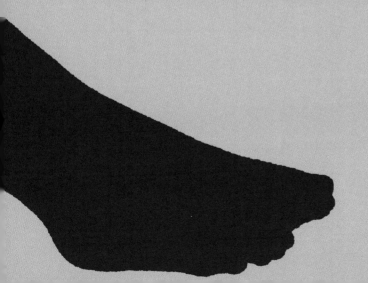

它们大部分都是液体。

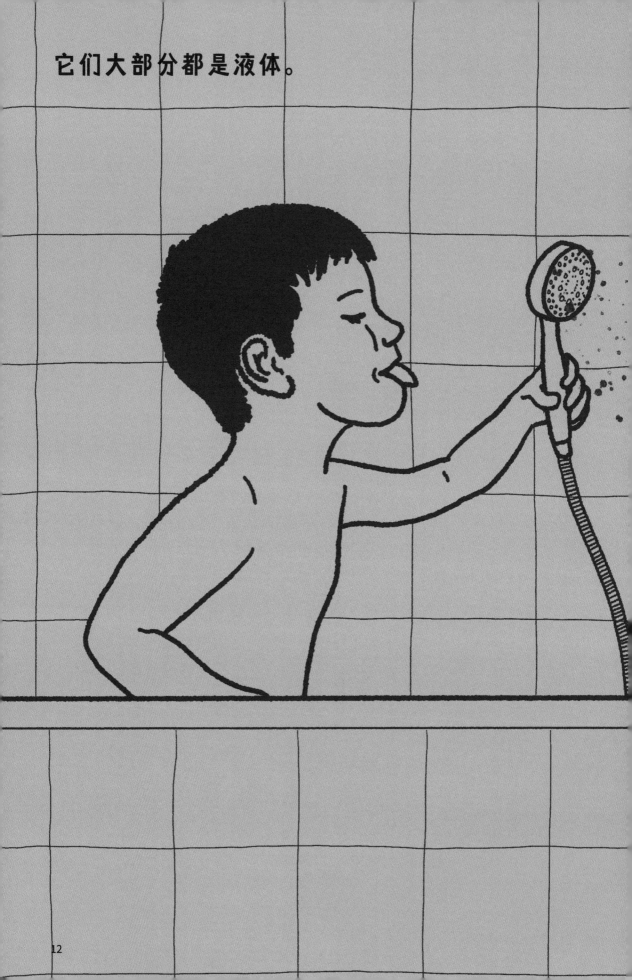

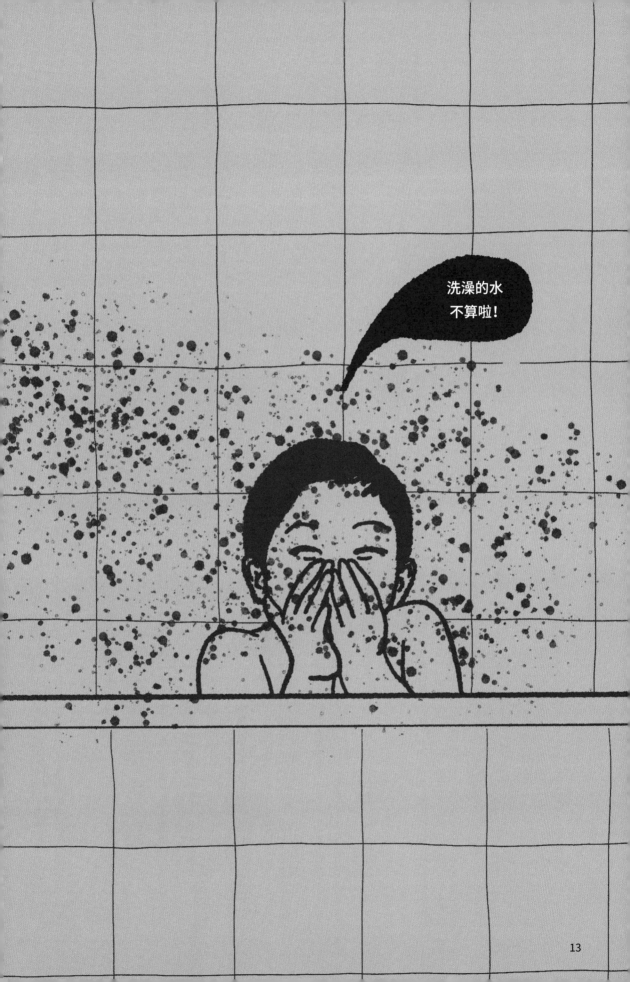

有些还会变成气体。

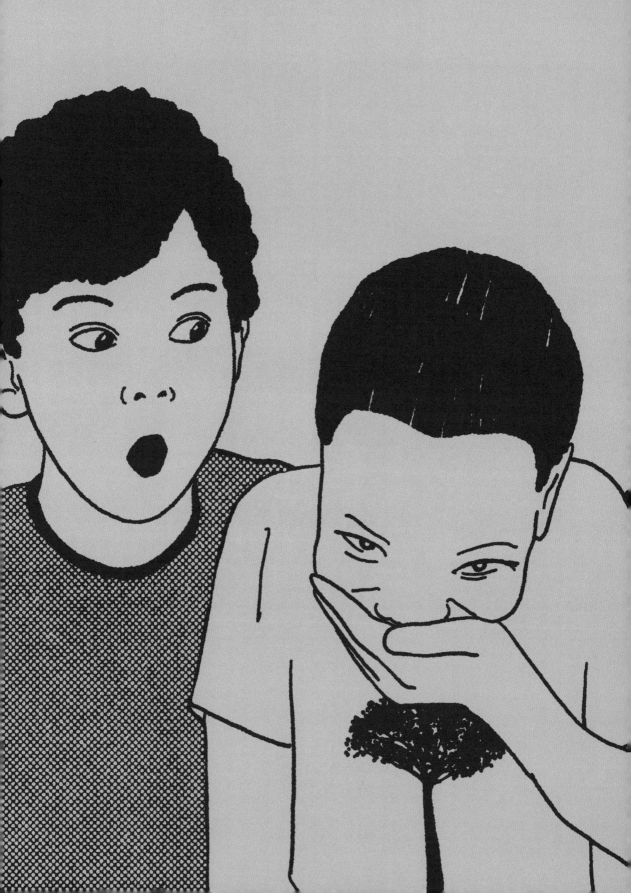

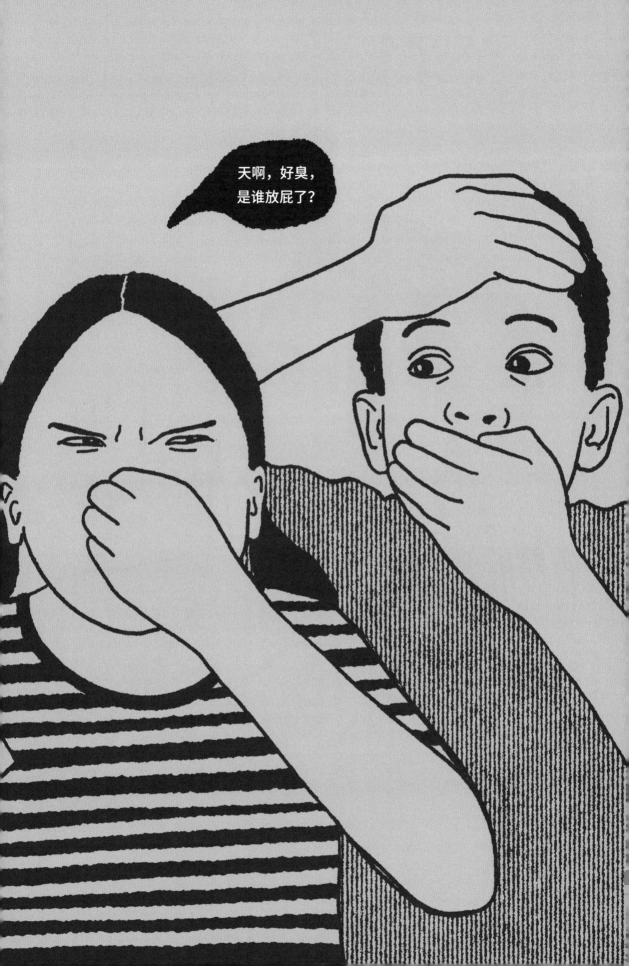

当然，便便也是哦。

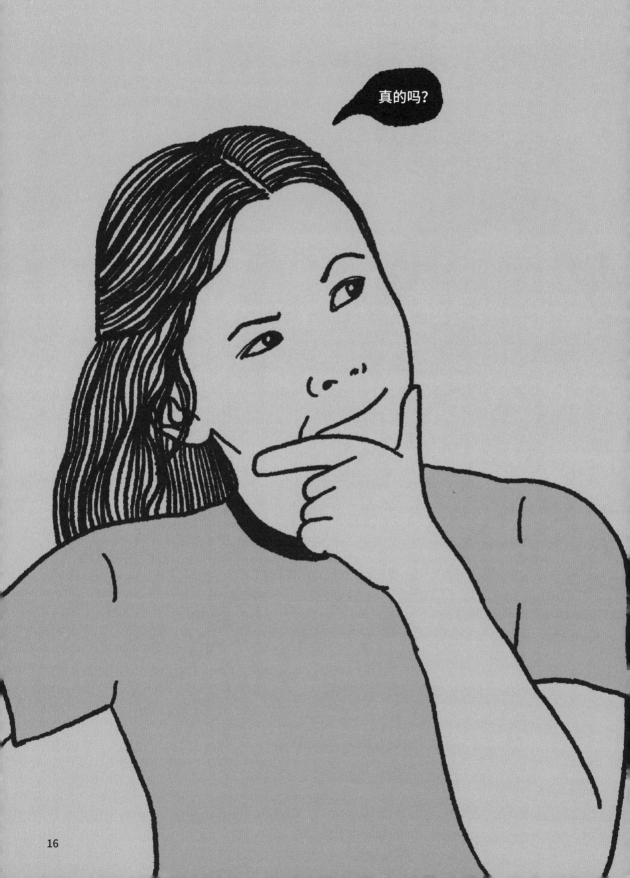

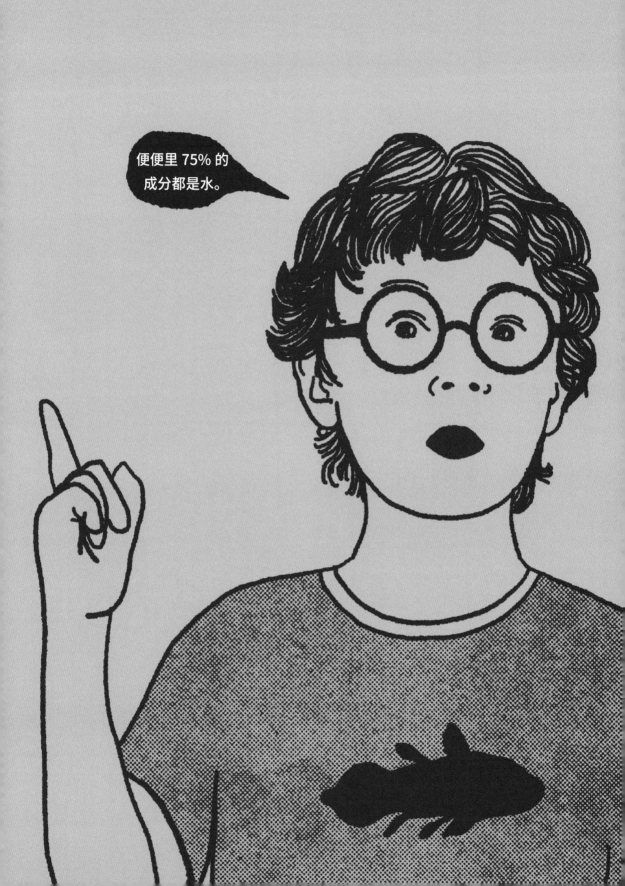

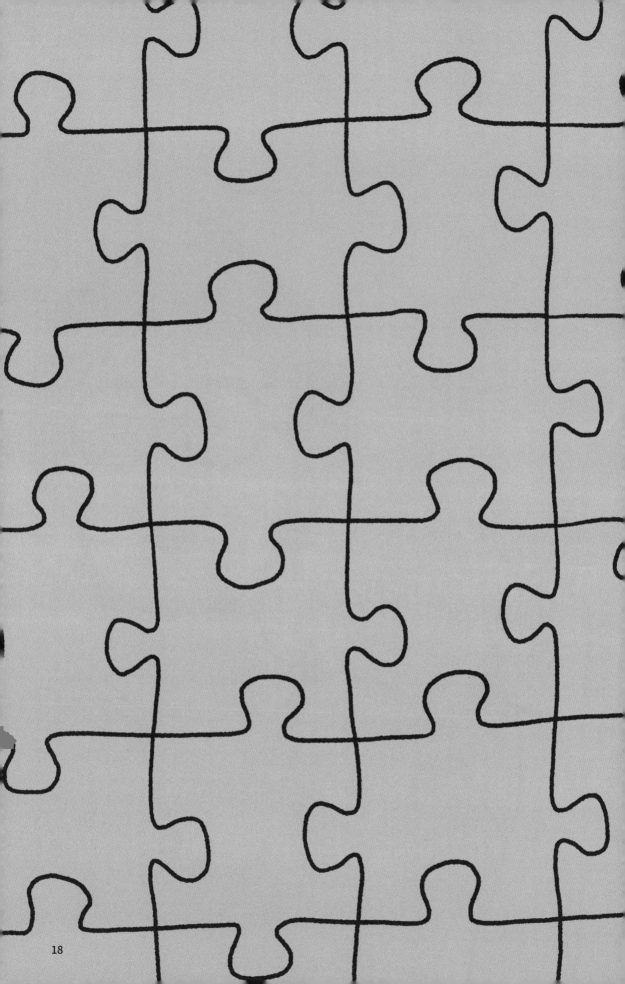

体液真的这么重要吗？

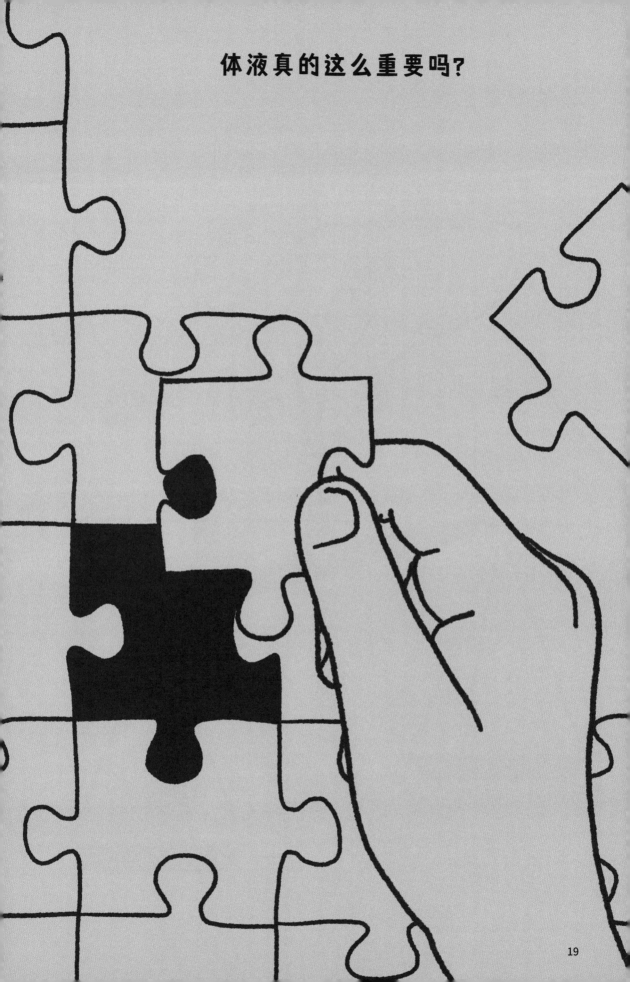

当你的身体处于平衡时，
才能好好工作。

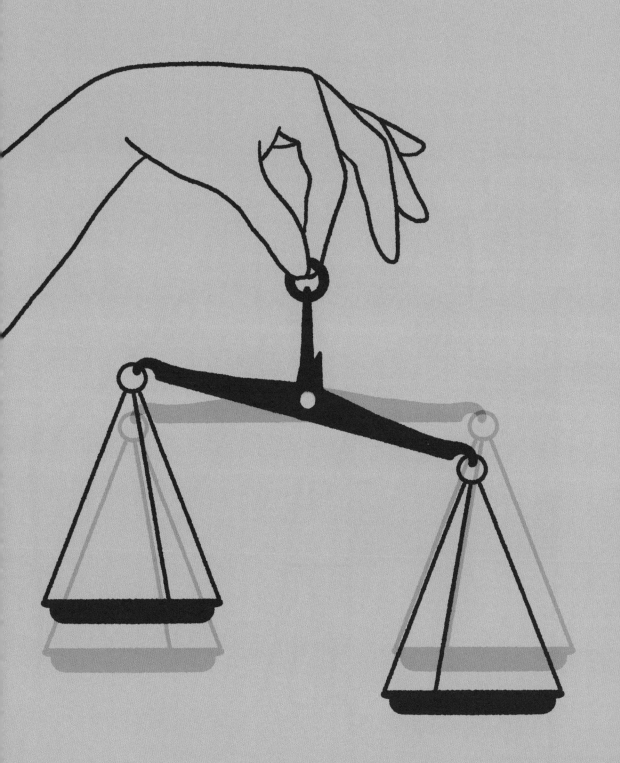

而体液，会帮你把平衡
保持得正正好。

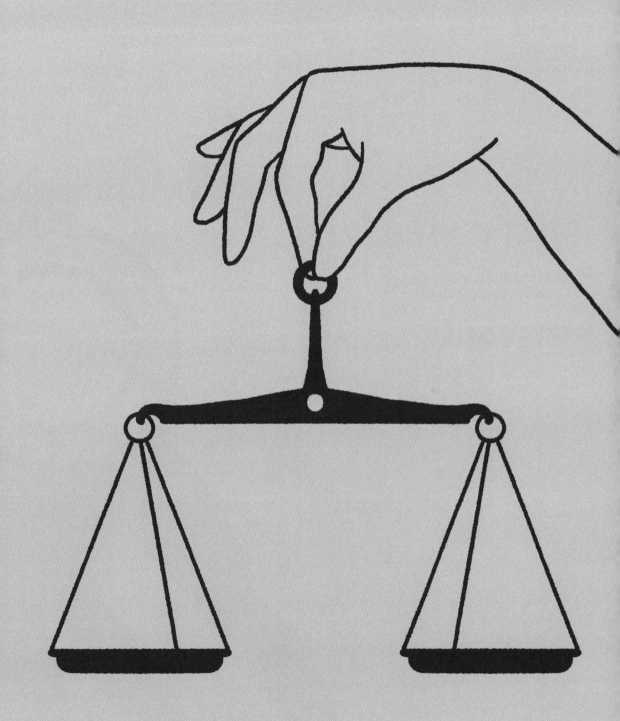

如果有东西攻击你的身体，体液会保护你。

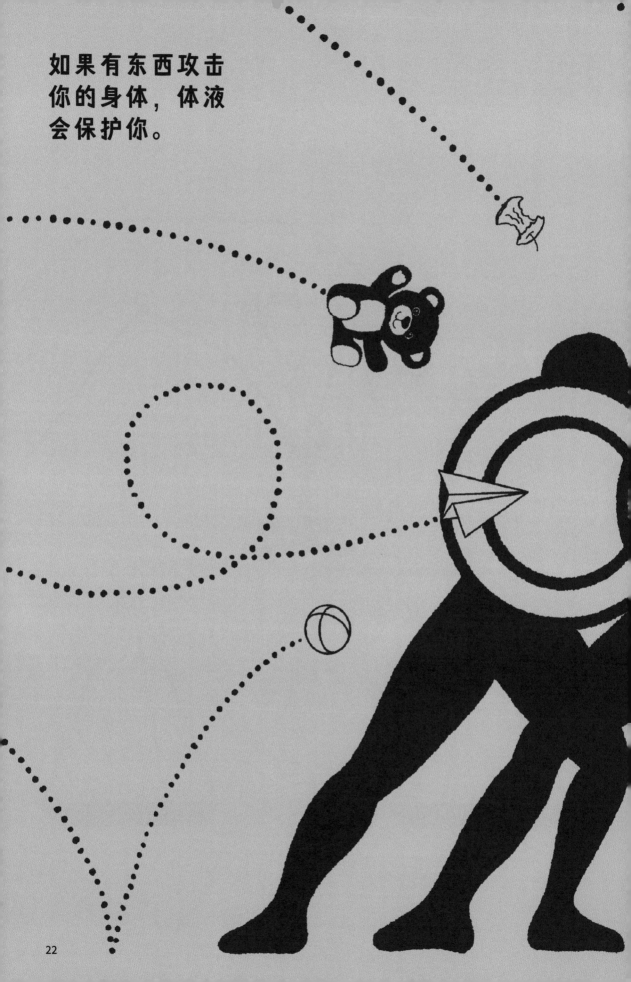

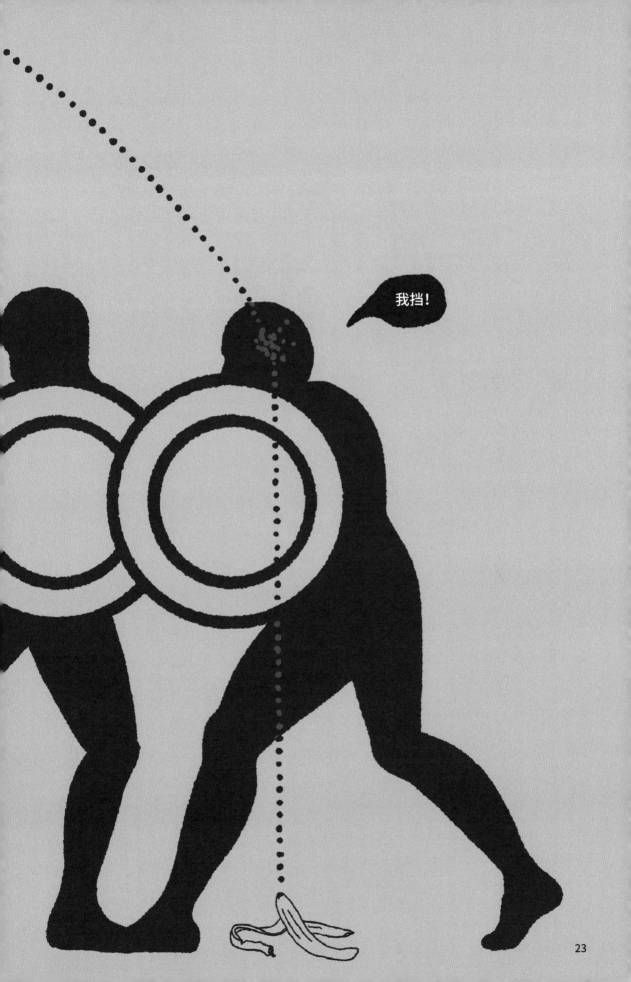

如果你的体温上升，

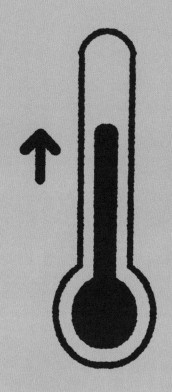

体液会帮你降温。

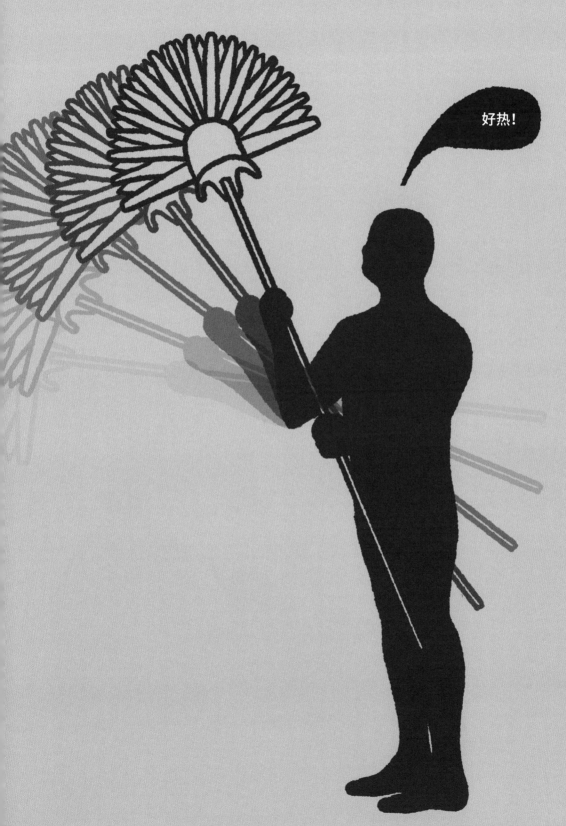

如果你的身体里产生了很多垃圾，

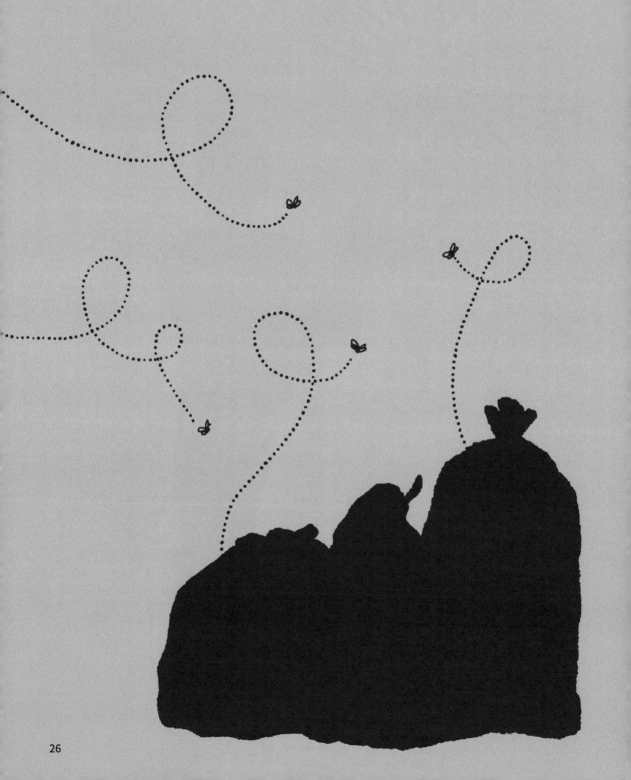

体液也会帮你清理掉它们。

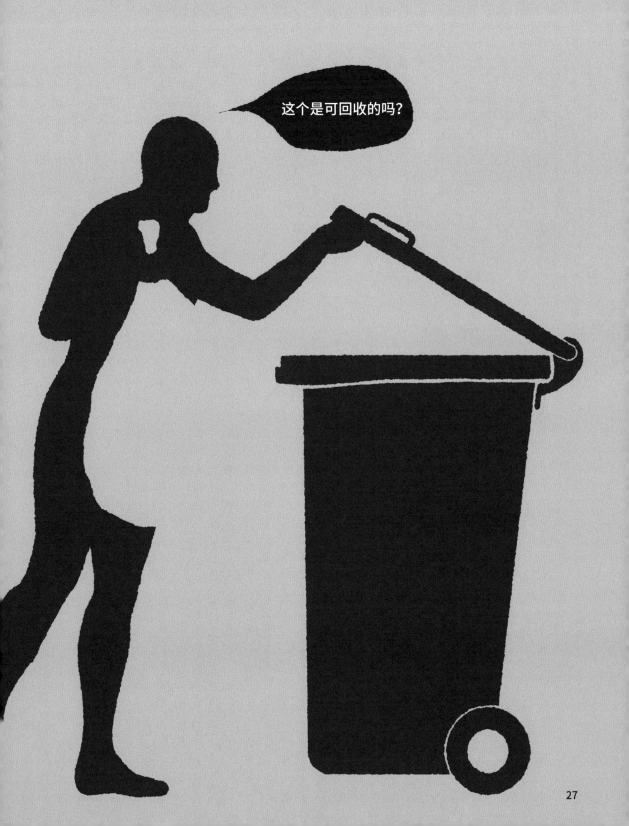

你的器官需要什么，

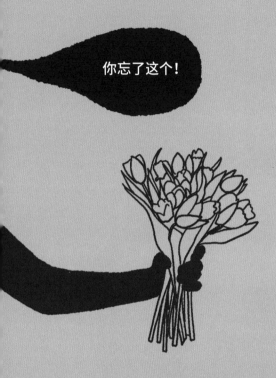

你忘了这个！

体液就能提供什么。

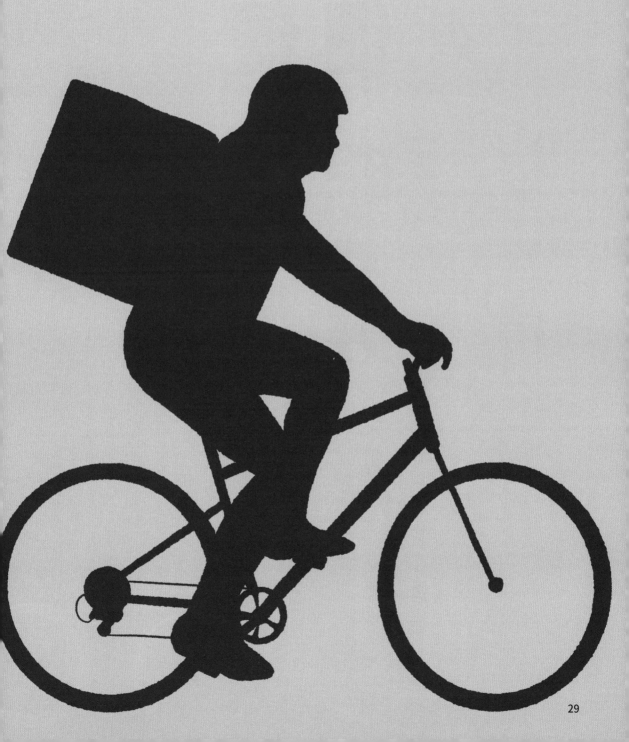

便便

眼泪

鼻涕

尿液

口水
血液
汗液
其他液体

便便

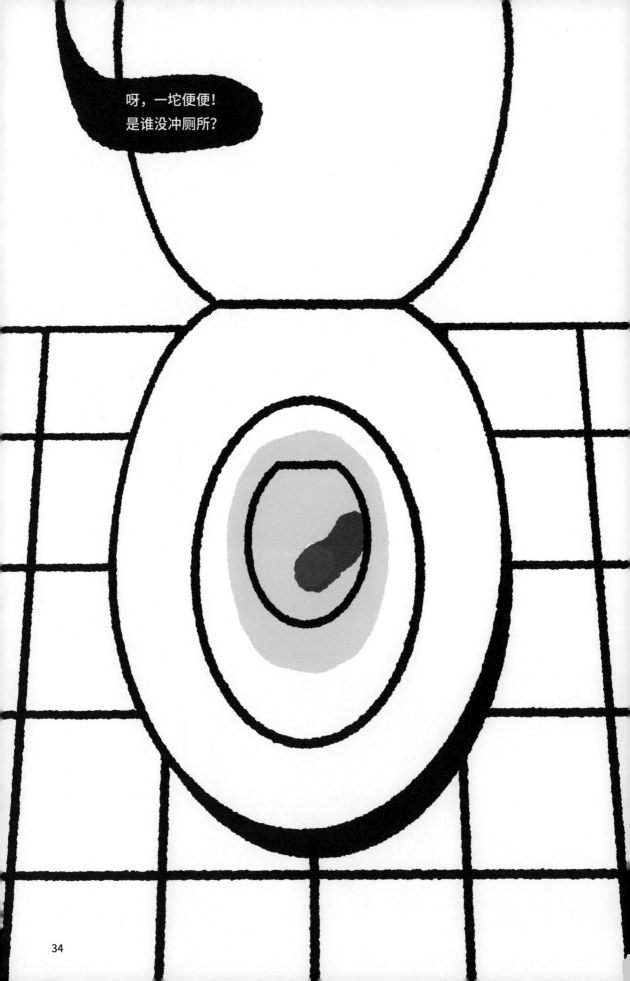

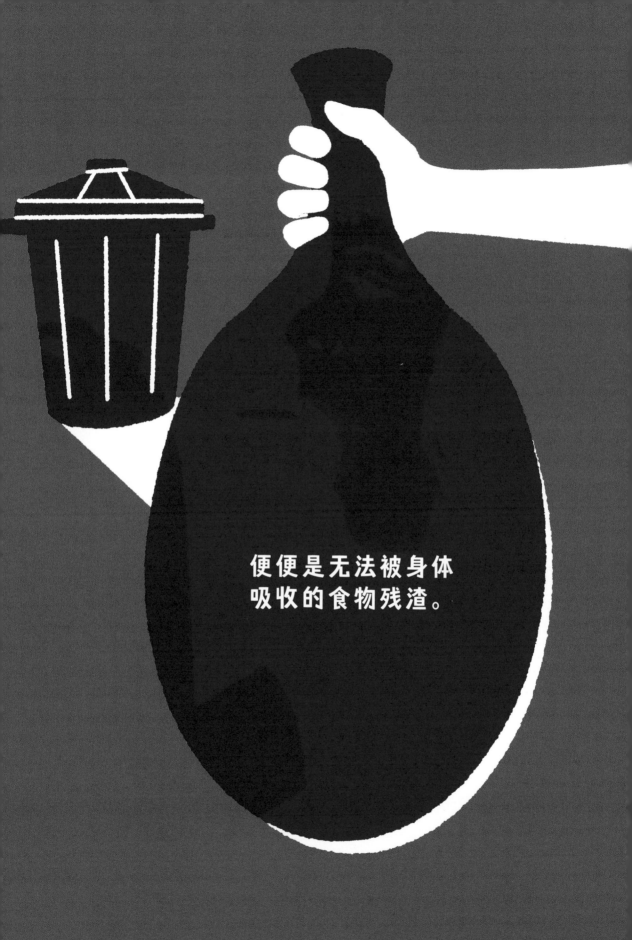

便便是无法被身体
吸收的食物残渣。

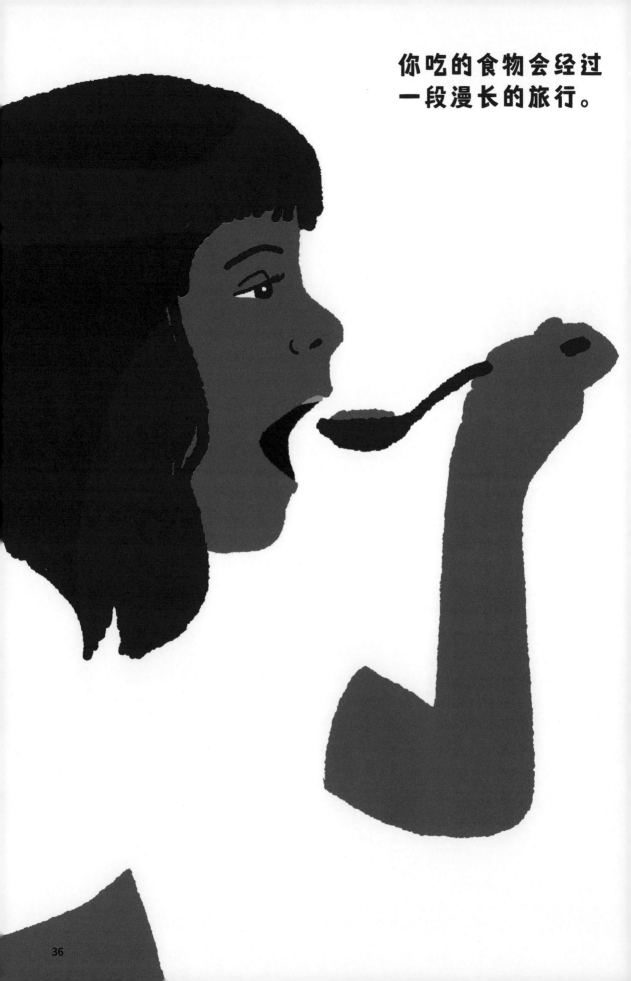

你吃的食物会经过
一段漫长的旅行。

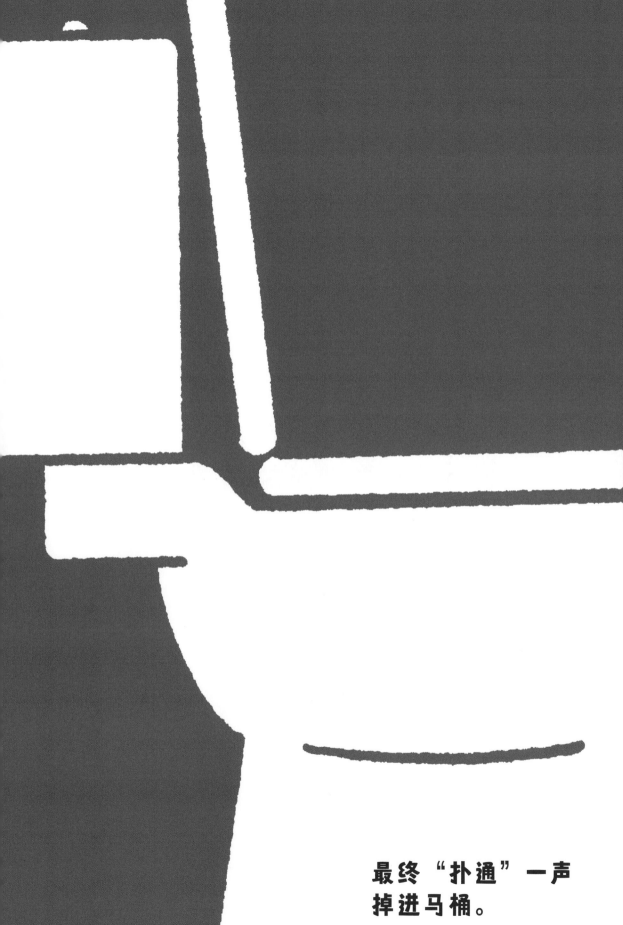

最终“扑通”一声
掉进马桶。

便便工厂

1. 苹果
2. 嘴巴
3. 食道
4. 胃
5. 小肠
6. 大肠
7. 直肠
8. 肛门（屁股上的洞洞）

食物在消化的旅程中会经历很多变化。

肝脏

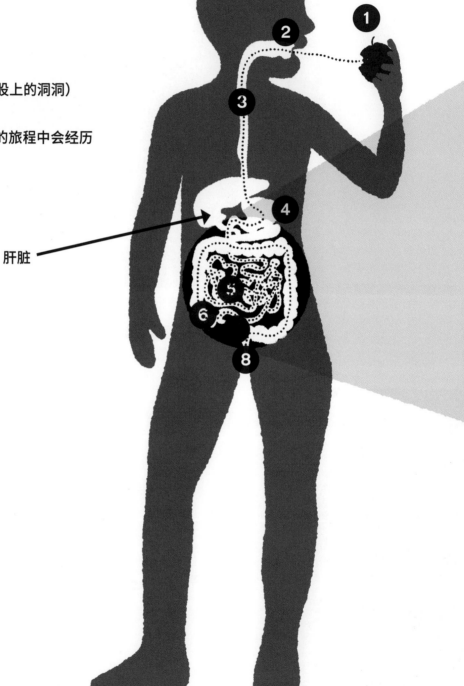

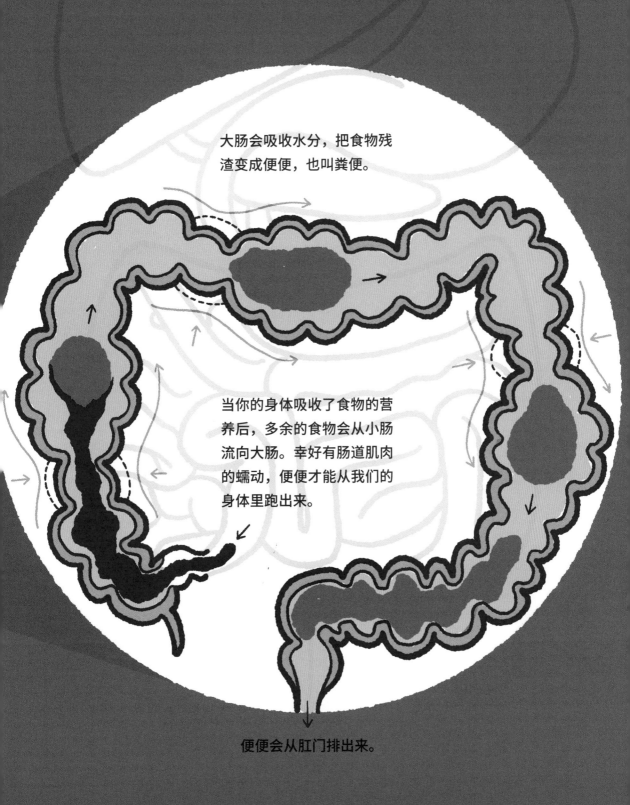

大肠会吸收水分，把食物残渣变成便便，也叫粪便。

当你的身体吸收了食物的营养后，多余的食物会从小肠流向大肠。幸好有肠道肌肉的蠕动，便便才能从我们的身体里跑出来。

便便会从肛门排出来。

如果食物残渣过快地经过肠道排出体外，没有时间让大肠吸收水分，这时候你就会拉肚子了。

大部分便便是棕色的，这是因为便便含有粪胆素。这种色素来源于生活在肠道里的细菌。不过，如果你吃了很多菠菜，那你的便便就会是绿色的。

大肠

肌肉

细菌（肠道菌群）

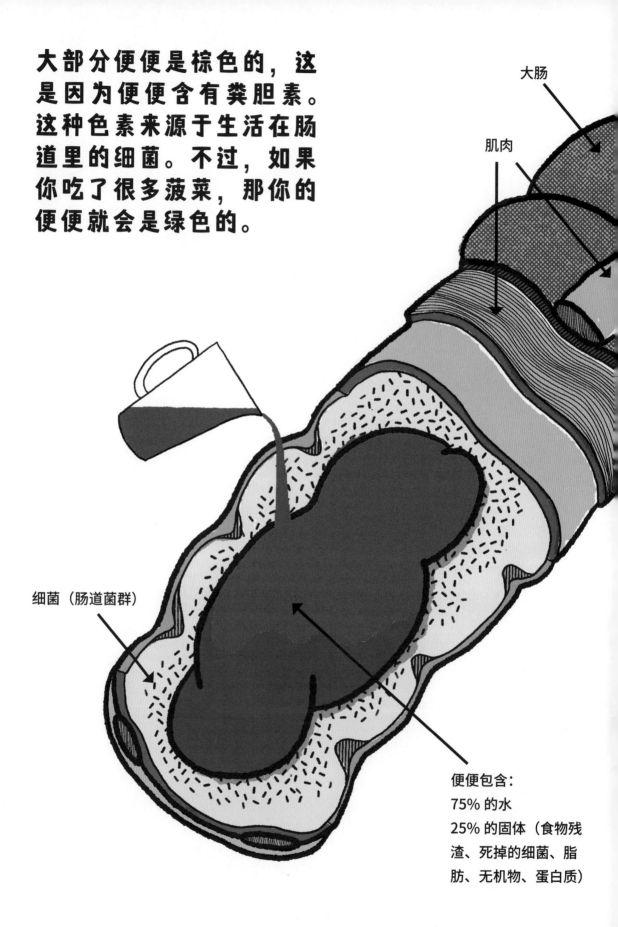

便便包含：
75% 的水
25% 的固体（食物残渣、死掉的细菌、脂肪、无机物、蛋白质）

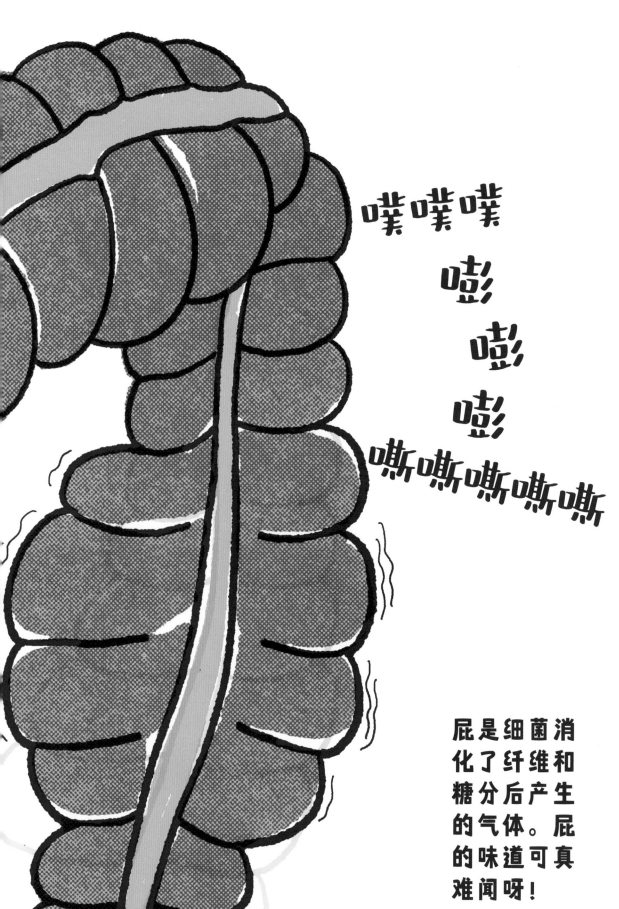

噗噗噗

嘭

嘭

嘭

嘶嘶嘶嘶嘶

屁是细菌消化了纤维和糖分后产生的气体。屁的味道可真难闻呀！

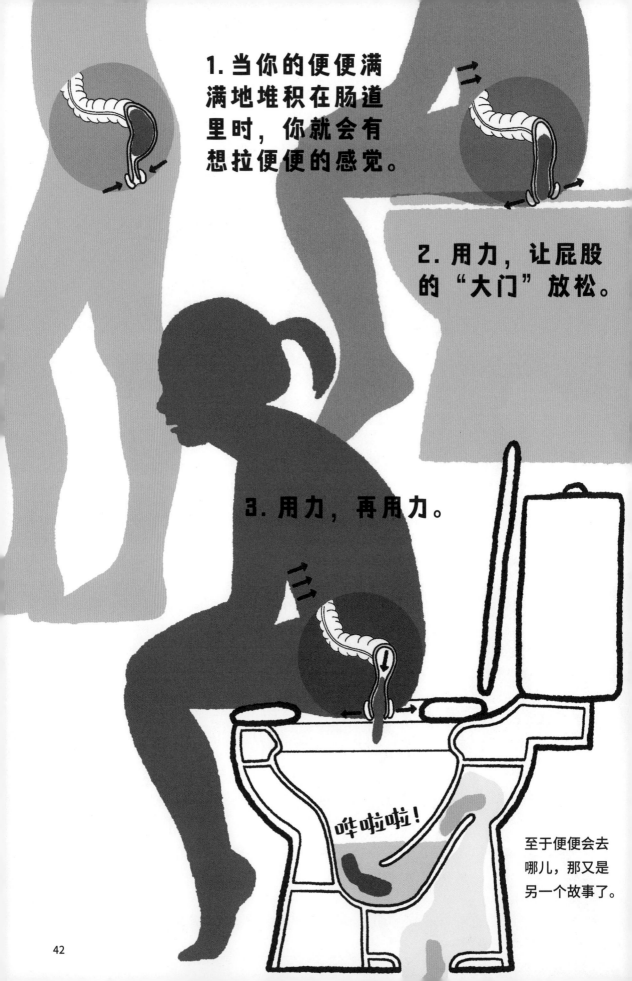

1. 当你的便便满满地堆积在肠道里时，你就会有想拉便便的感觉。

2. 用力，让屁股的"大门"放松。

3. 用力，再用力。

哗啦啦！

至于便便会去哪儿，那又是另一个故事了。

有时我们拉便便时，会有这样的表情。

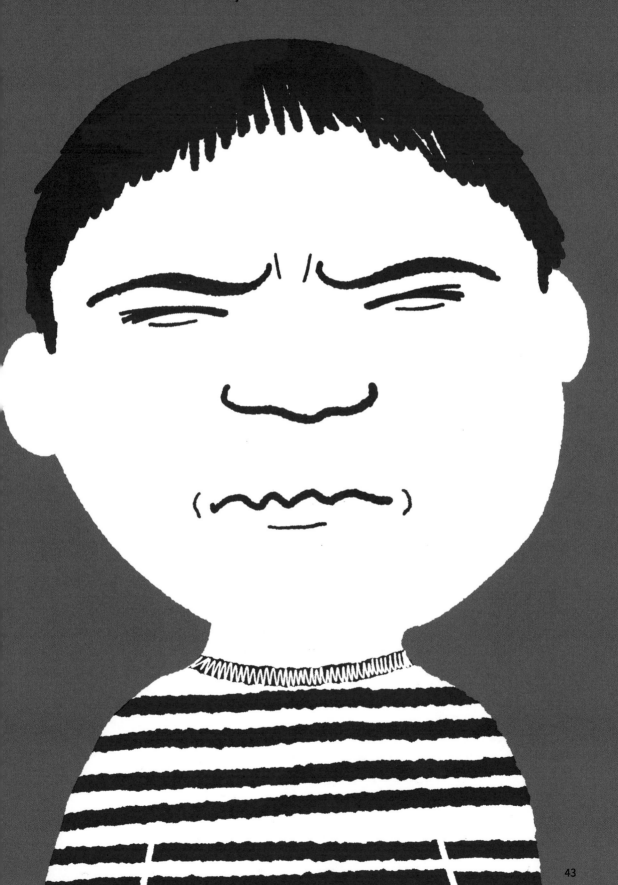

在哪儿拉便便，
是由我们的年龄
决定的哦。

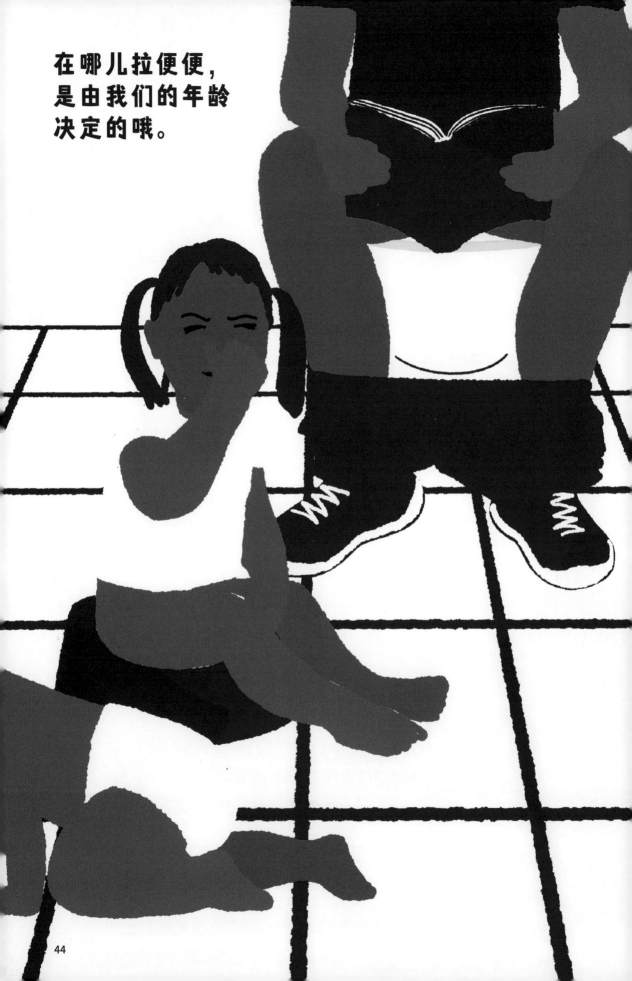

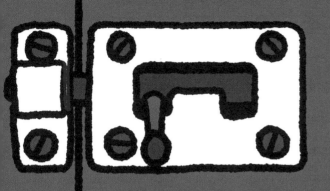

上厕所是一件
孤独的事情。

我不喜欢一个人
上厕所！

如果便便闻起来像香
喷喷的蛋糕，你说不
定会忍不住尝上一口。
因此便便的臭味可以
保护我们免遭细菌的
攻击。

我可不会吃便便，你
会吗？

* 如果你是苍蝇，以上说法
皆不成立。

拉完便便后，
需要擦屁屁。

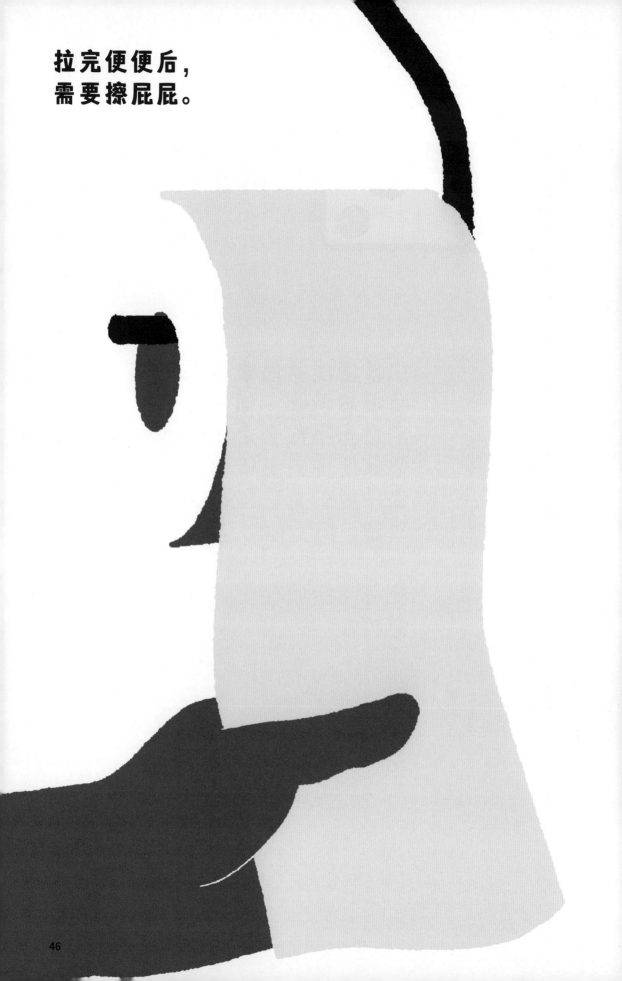

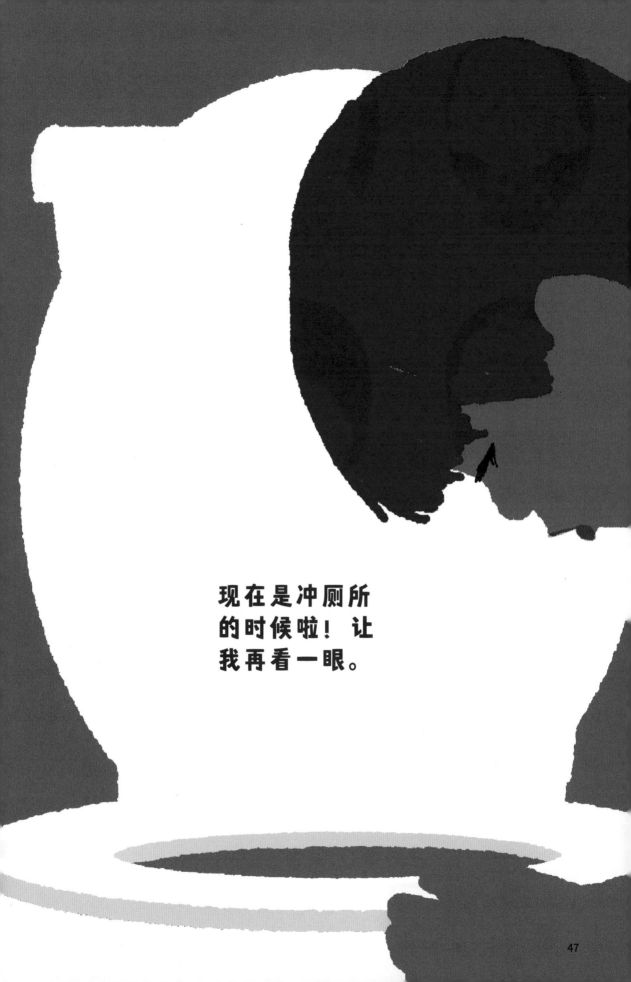

现在是冲厕所
的时候啦！让
我再看一眼。

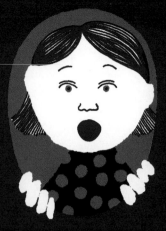

巨型屄屄

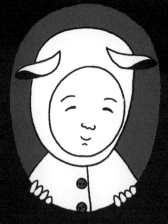

像羊粪一样一粒粒的

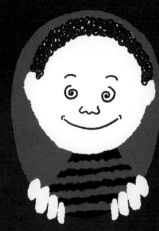

像大蟒蛇一样粗粗的

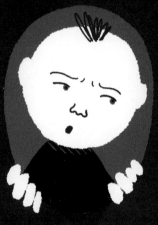

咦，这是什么？

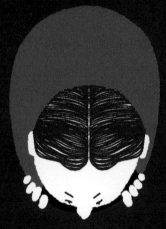

潜水艇来啰

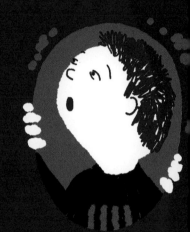

好像炸弹一样

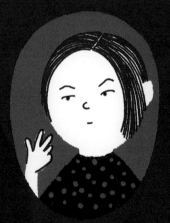

有好多哦

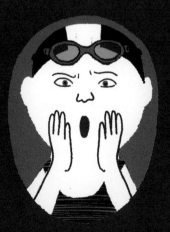

怎么漂起来了

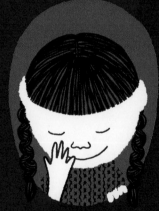

呃，臭臭的

便便专家

眼泪

你的眼睛里总是含着眼泪。

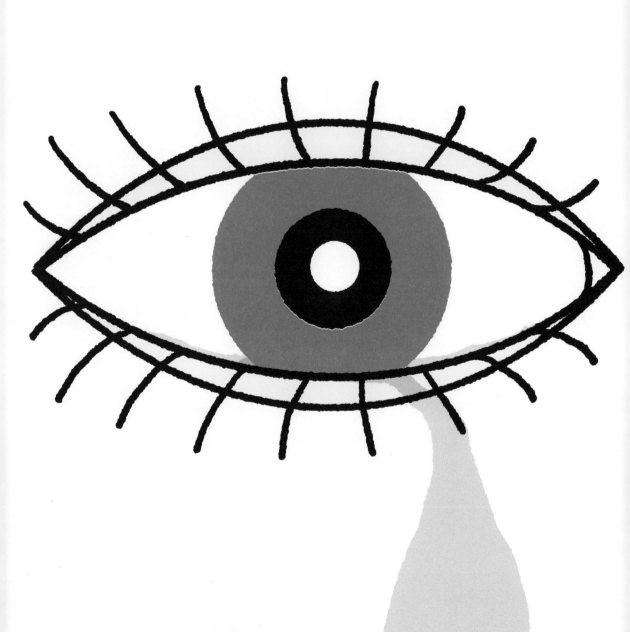

即使我不哭的
时候也有吗？

眼泪会保护你，它能冲刷
掉眼睛里的脏东西。

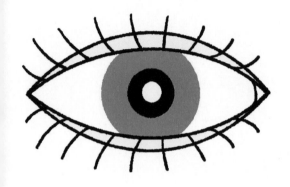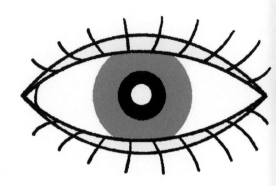

你眨眼的时候，就会分泌眼泪。

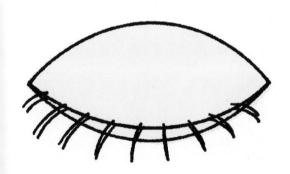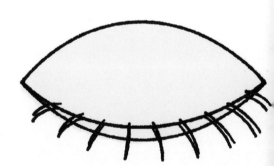

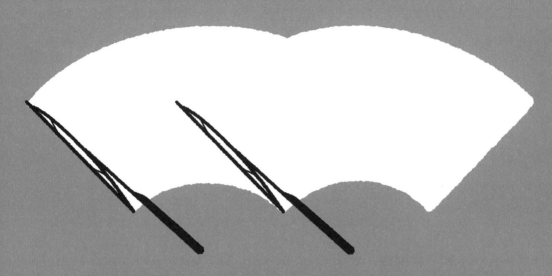

眼泪会产生一层薄膜，使眼睛保持湿润，起到保护作用。

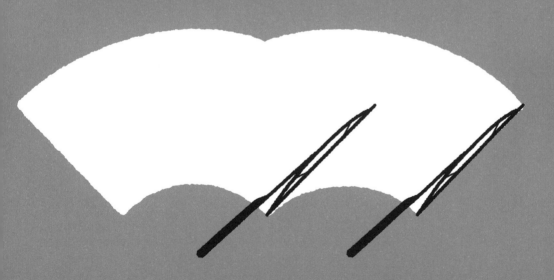

眼泪工厂

泪腺是制造眼泪的"工厂"。眨眨眼，眼泪就扑簌簌掉下来了。

1. 泪腺
2. 泪小管
3. 泪囊
4. 鼻泪管

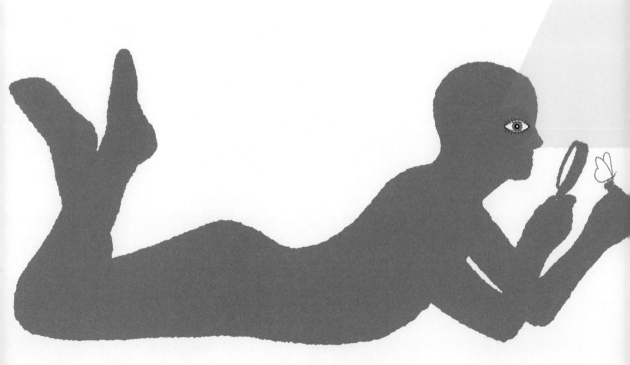

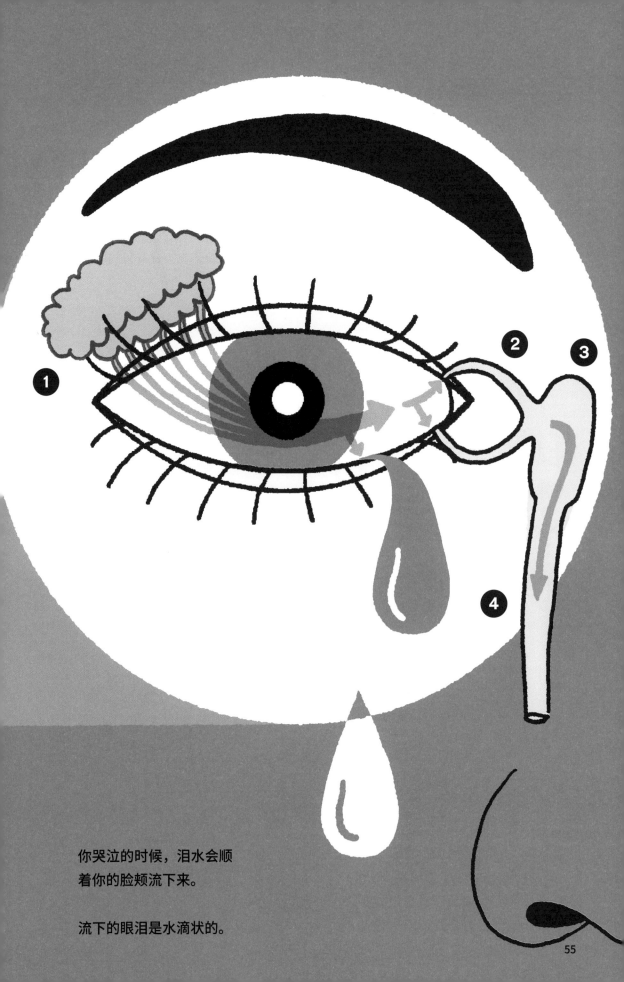

你哭泣的时候，泪水会顺
着你的脸颊流下来。

流下的眼泪是水滴状的。

自然分泌的眼泪会一直在你的眼睛里，并且形成泪膜。

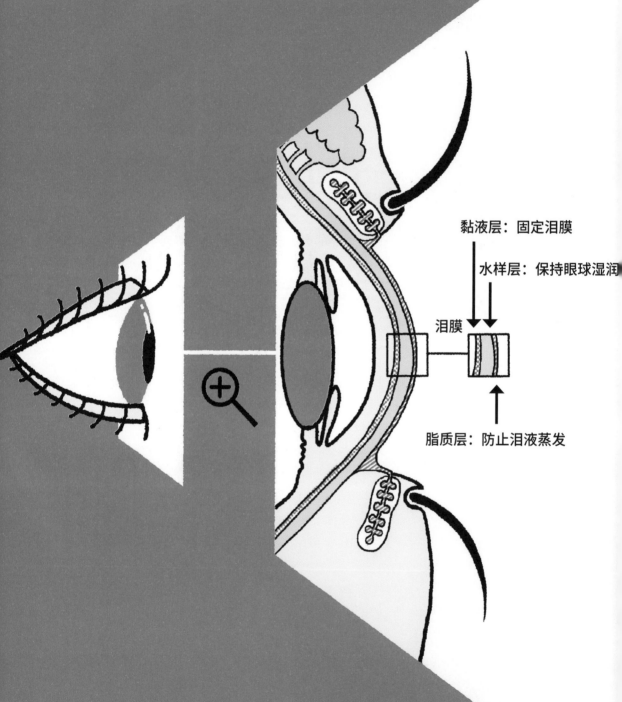

黏液层：固定泪膜

水样层：保持眼球湿润

泪膜

脂质层：防止泪液蒸发

你睡觉的时候不会眨眼。有时，内眼角会积累一些黏液、油脂和脏东西，也就是你早上会看到的眼屎屎。

呀！快去洗脸！

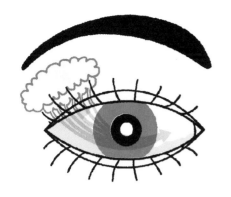
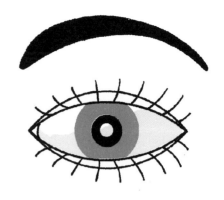

泪腺在工作的时候，眼睛里
会充满眼泪。

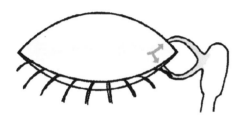
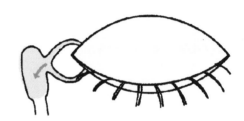

你眨眼的时候，眼泪会流向
泪小管，充满泪囊。

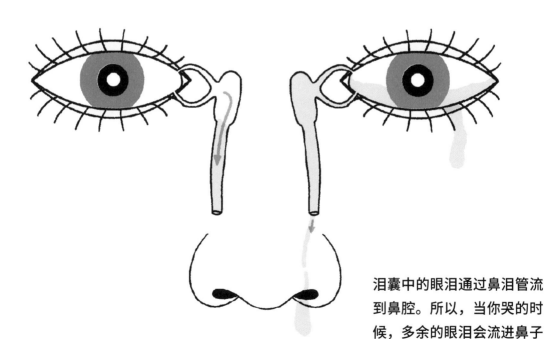

泪囊中的眼泪通过鼻泪管流
到鼻腔。所以，当你哭的时
候，多余的眼泪会流进鼻子
里。来，拿张纸擤擤鼻涕。

当你的眼睛受到刺激时，你也会流眼泪。

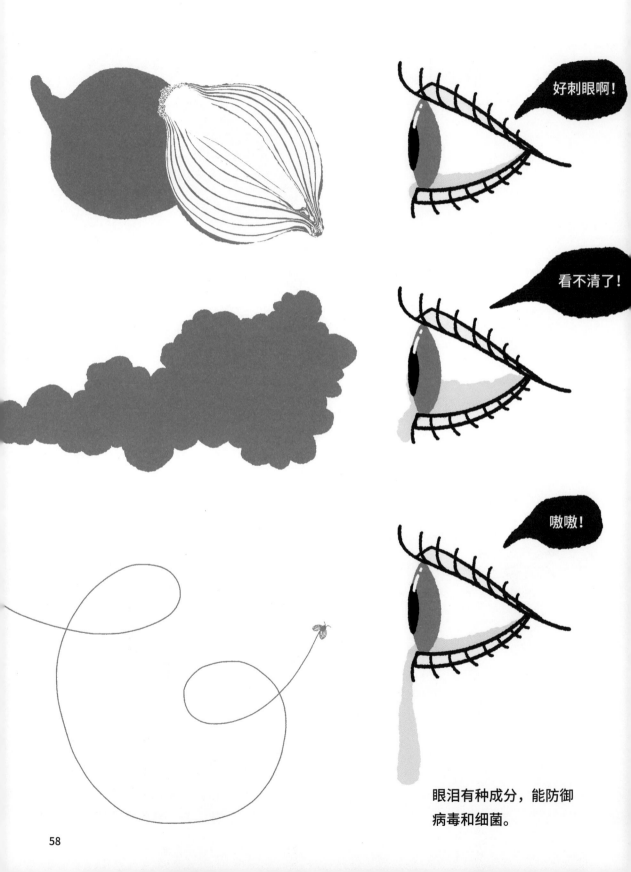

眼泪有种成分，能防御
病毒和细菌。

眼泪是饱含感情的，流泪是
释放情绪的一种方式。

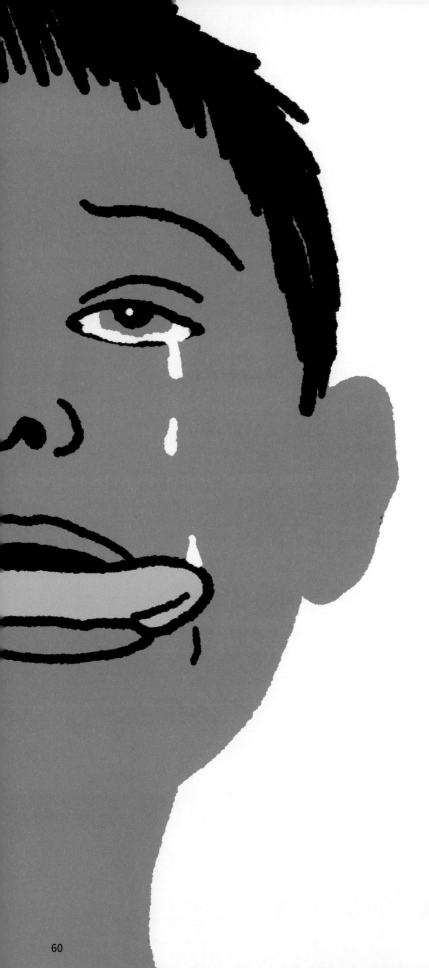

眼泪闻上去没什么气味，但尝起来咸咸的。

眼泪含盐分，和防腐剂有点像。

哭泣是小婴儿的交流方式。

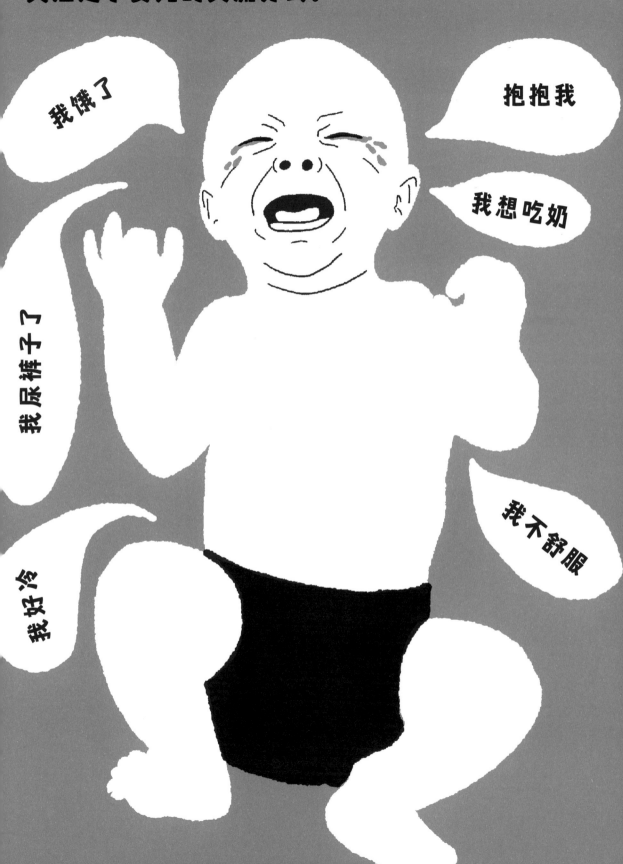

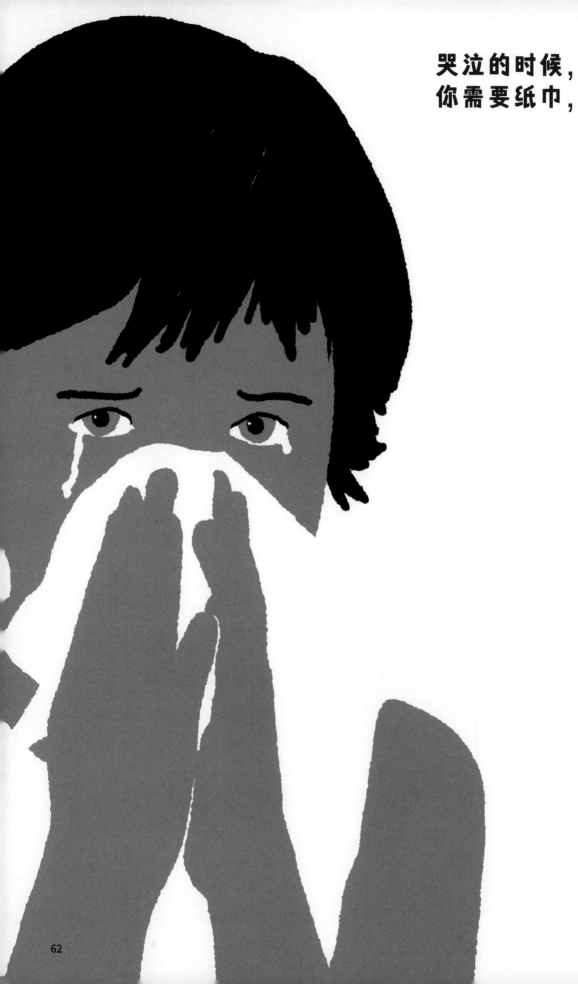

哭泣的时候，
你需要纸巾，

可更需要休息
和安慰。

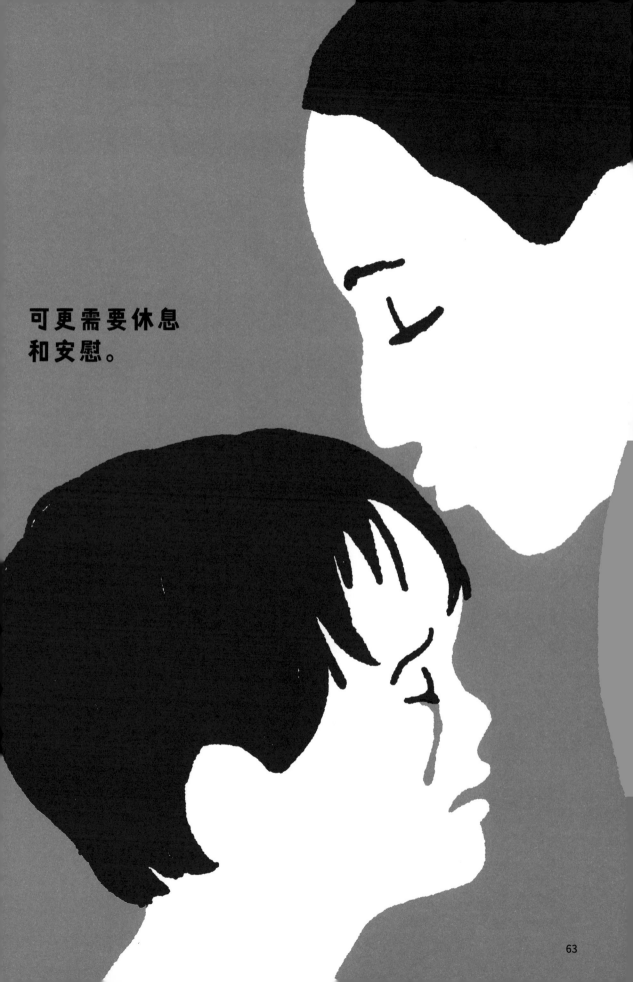

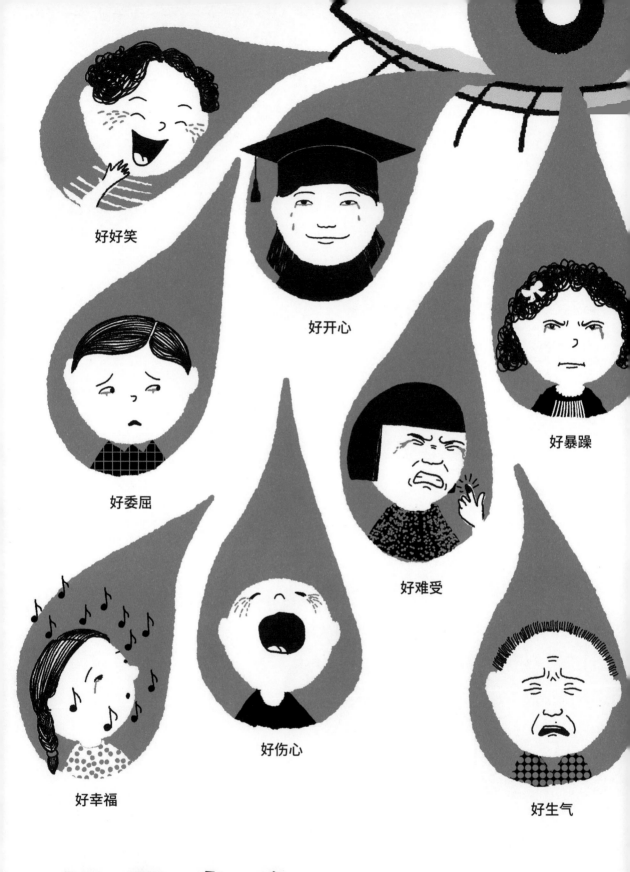

好好笑

好开心

好委屈

好暴躁

好难受

好幸福

好伤心

好生气

好哭专家

鼻涕

那些黏糊糊的东西是

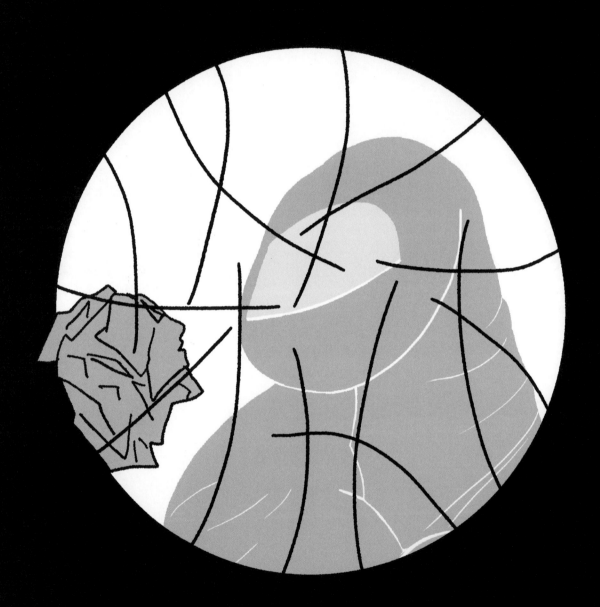

你鼻子里产生的垃圾。

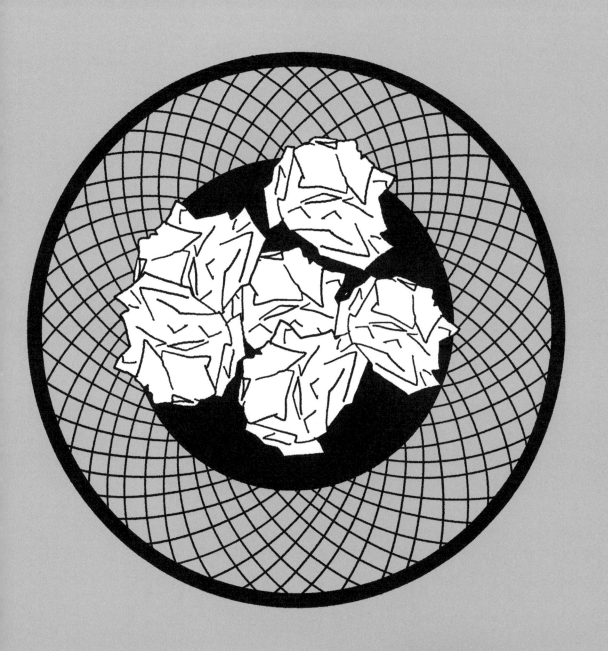

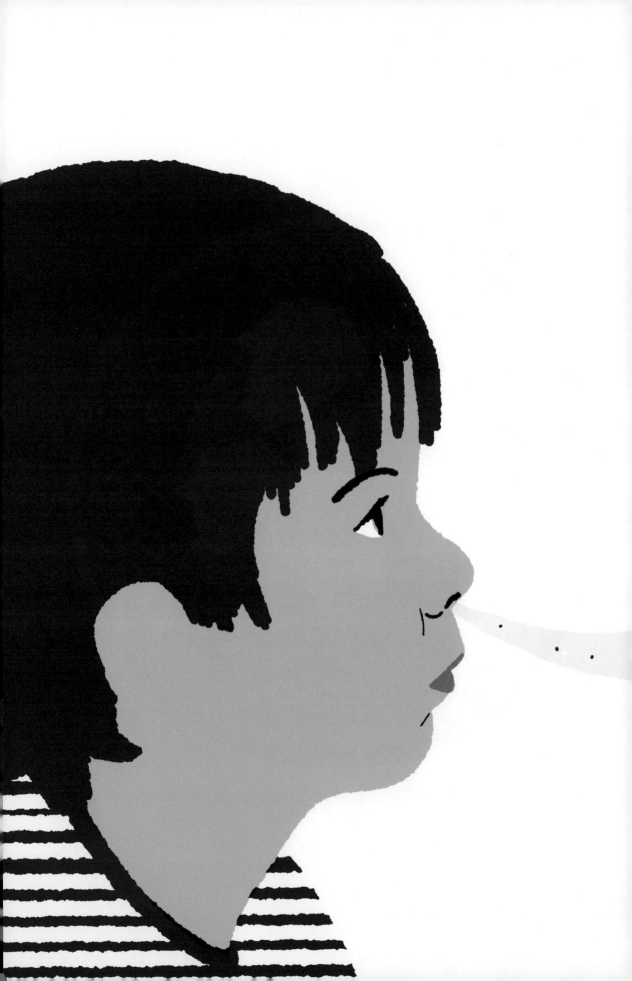

空气里有灰尘、花粉、烟雾、
病毒、绒毛、细菌……

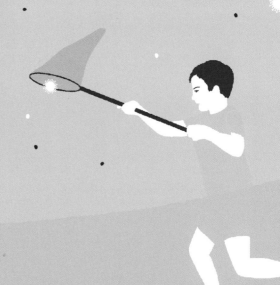

鼻涕能够粘住这些颗粒，让
它们没法跑到我们的肺部。

鼻涕工厂

1. 眼睛
2. 呼吸系统：鼻子、肺
3. 消化系统：嘴巴、胃、结肠

以上部位都能生产出一种黏液，也幸好有这种黏液，我们身体里的这些器官才可以得到滋养、防护和润滑。

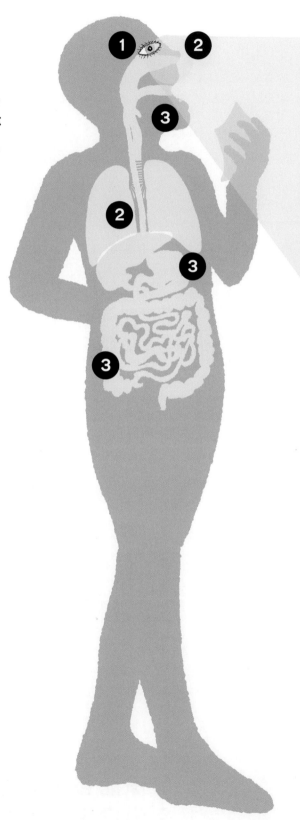

你的鼻子里会不断地产生黏液。

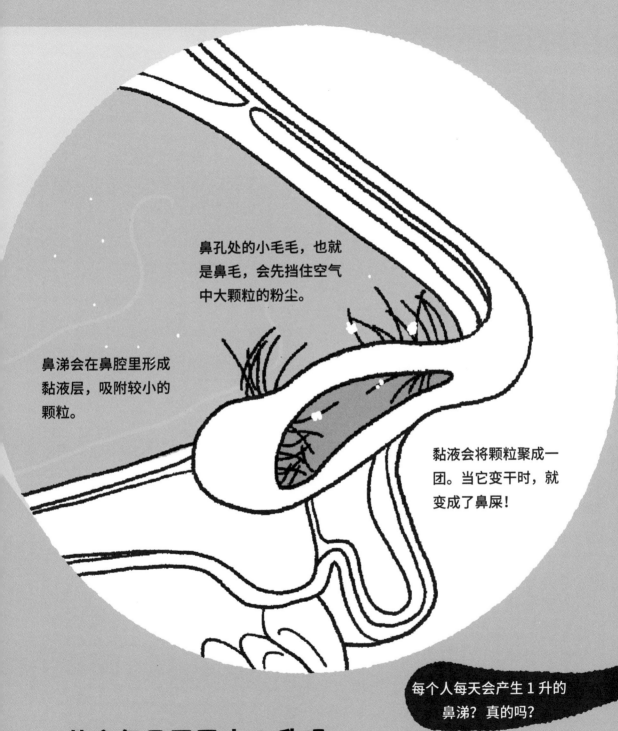

鼻孔处的小毛毛，也就是鼻毛，会先挡住空气中大颗粒的粉尘。

鼻涕会在鼻腔里形成黏液层，吸附较小的颗粒。

黏液会将颗粒聚成一团。当它变干时，就变成了鼻屎！

每个人每天会产生1升的鼻涕？真的吗？

其实每天可不止1升呢！只不过大多数时候你都在不知不觉中把它吞了进去。

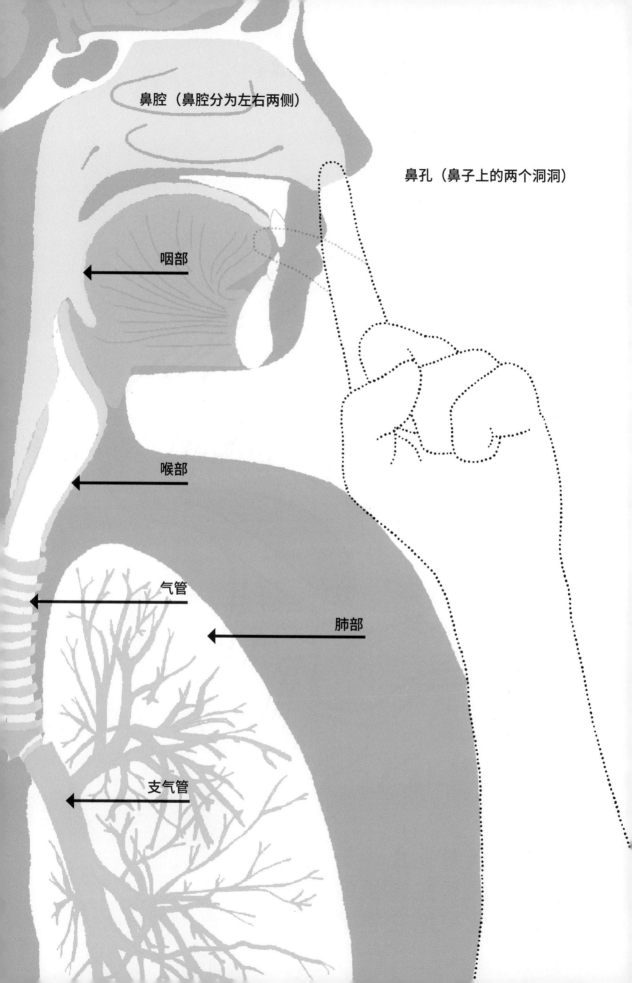

鼻腔（鼻腔分为左右两侧）

鼻孔（鼻子上的两个洞洞）

咽部

喉部

气管

肺部

支气管

我们的呼吸道内壁上都是黏液。

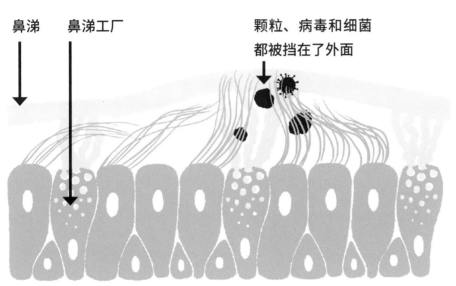

鼻涕　　鼻涕工厂

颗粒、病毒和细菌
都被挡在了外面

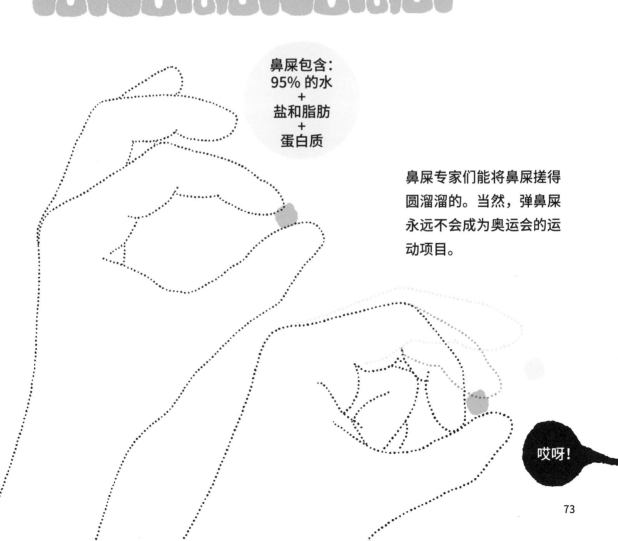

鼻屎包含：
95% 的水
+
盐和脂肪
+
蛋白质

鼻屎专家们能将鼻屎搓得
圆溜溜的。当然，弹鼻屎
永远不会成为奥运会的运
动项目。

哎呀！

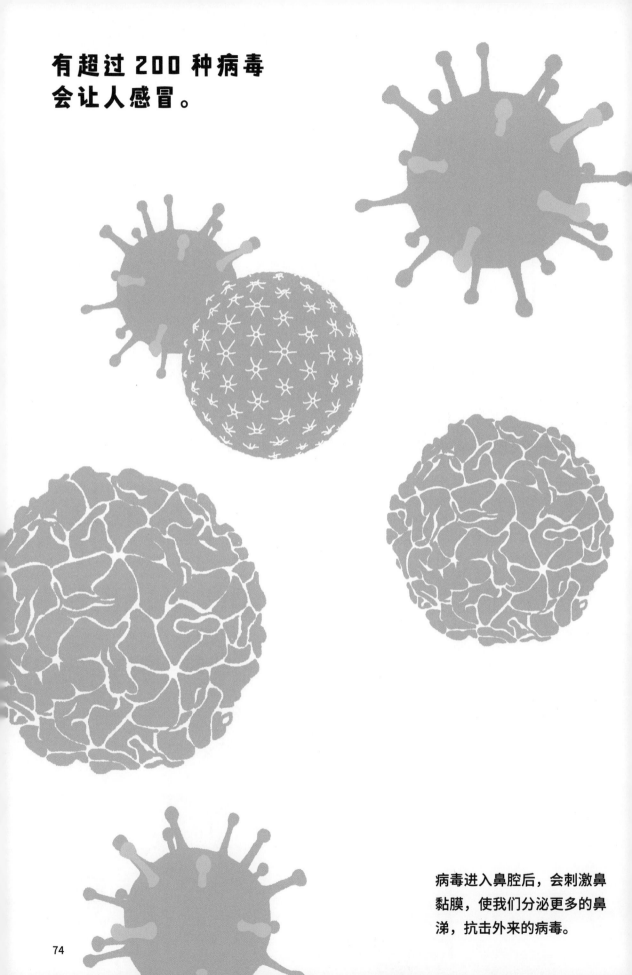

有超过 200 种病毒
会让人感冒。

病毒进入鼻腔后，会刺激鼻
黏膜，使我们分泌更多的鼻
涕，抗击外来的病毒。

天气冷的时候，
你也容易流鼻涕。

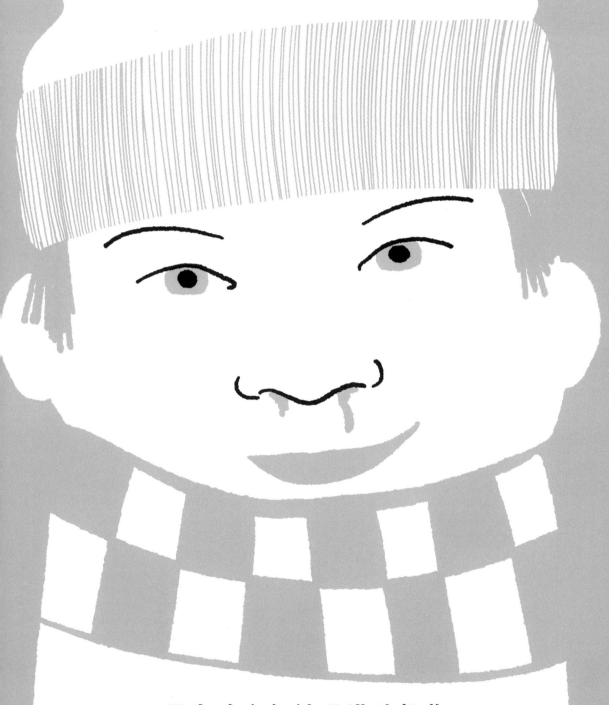

因为冷空气被吸进肺部前，
会有一个加热加湿的过程，
鼻子会接到大脑的指令，
分泌更多的液体。

有时候，过敏也会让我们猛流鼻涕。

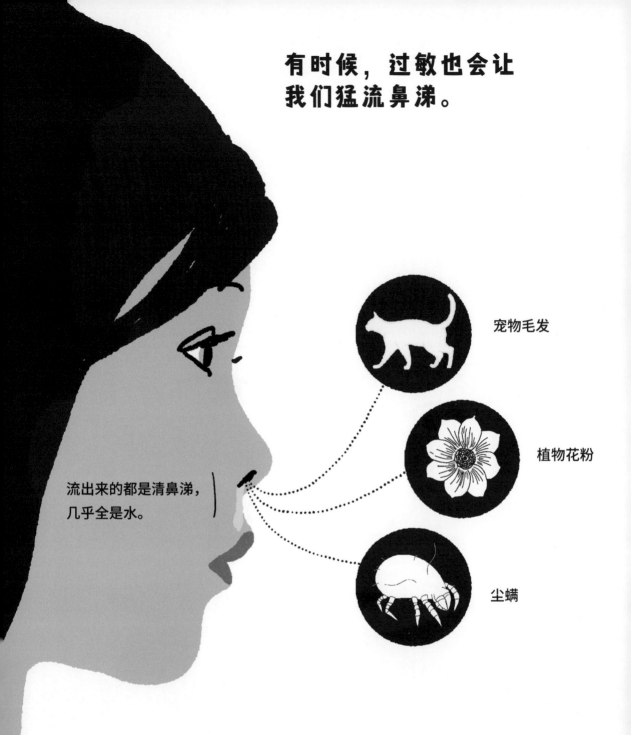

流出来的都是清鼻涕，几乎全是水。

宠物毛发

植物花粉

尘螨

当你的身体觉得被黏液吸附的颗粒是有害物质时（即使它们不是），鼻子就会产生大量鼻涕来清除它们。

小婴儿经常被称为"鼻涕虫"，因为他们总在流鼻涕。

你的身体将慢慢学会如何防御外来的侵扰。

身体的免疫系统会随着一次次生病和痊愈而变得更加成熟。

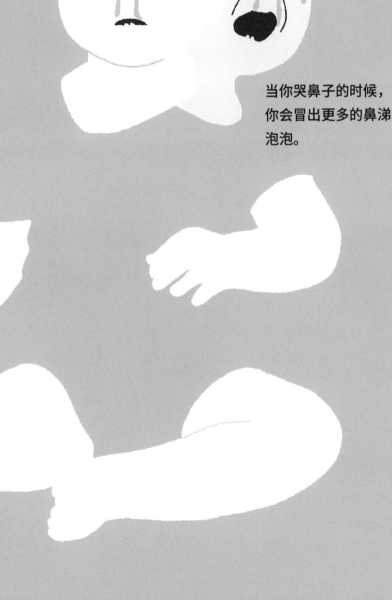

当你哭鼻子的时候，你会冒出更多的鼻涕泡泡。

如何擤鼻涕？

先用手帕或纸巾
捂住你的鼻子。

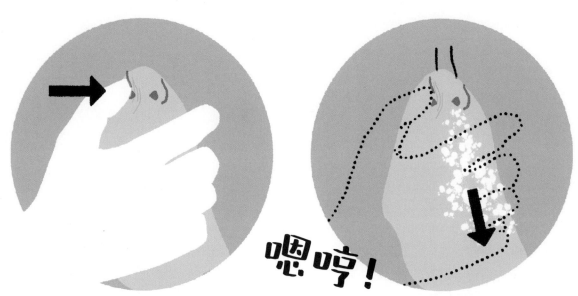

然后，堵住一侧鼻孔。

嗯哼！

吸一口气，从另一侧鼻孔呼气，
呀，鼻涕擤出来了。

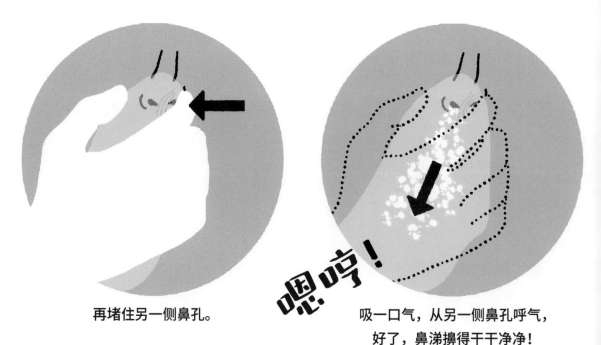

再堵住另一侧鼻孔。

嗯哼！

吸一口气，从另一侧鼻孔呼气，
好了，鼻涕擤得干干净净！

感冒

灰尘

强光

辣椒

花粉

大脑是控制打喷嚏的中心。
当有东西刺激你的鼻子时，
大脑就会启动打喷嚏程序。

打喷嚏是正常的生理反应，
你可没法阻止它。

深呼吸一口气……

阿嚏！

从鼻子和嘴巴里喷出来的
是带有黏液和细菌的空气！

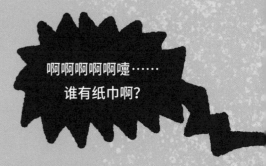

啊啊啊啊啊嚏……
谁有纸巾啊？

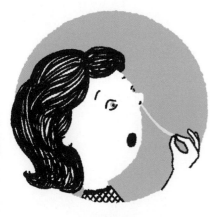

好有弹性

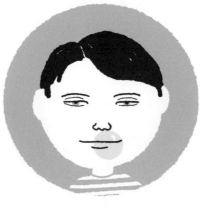

冒泡泡了

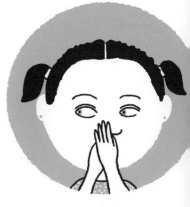

偷偷抠鼻

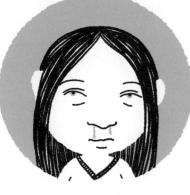

我过敏了

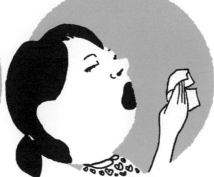

啊啊啊嚏

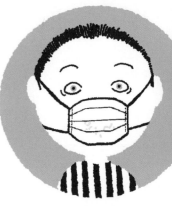

口罩掩护

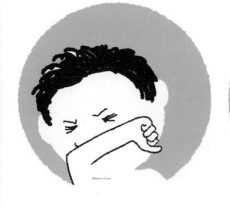

真有教养

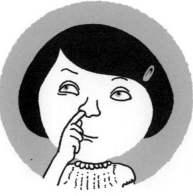

太难看了

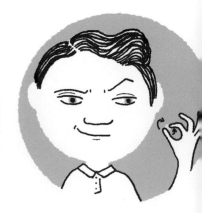

好有趣呀

鼻涕专家

尿液

只要喝水，就会撒尿。

尽管尿液里的元素
比我们喝下去的水
要丰富得多。

尿液由多余的水和血液里
的废弃物组成。

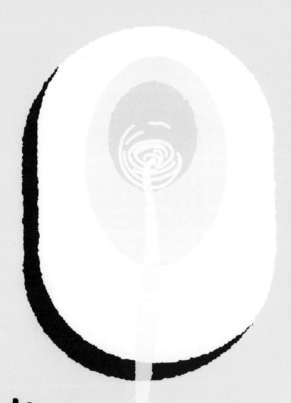

哗啦啦啦啦

是的，尿液是血液从身体里过滤出来的液体。

尿液工厂

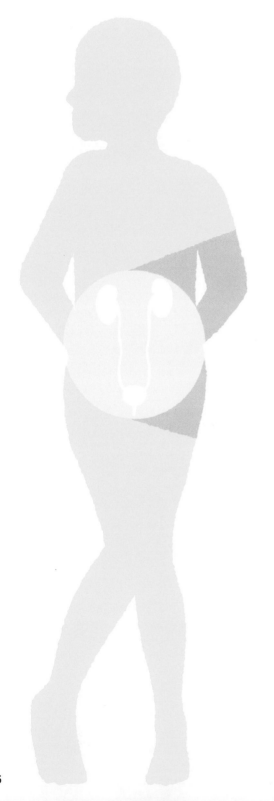

1. 肾脏
2. 输尿管
3. 膀胱
4. 尿道

血液流到肾脏，经过过滤产生尿液，尿液也被称为小便。尿液流过输尿管，储存在膀胱里，最后通过尿道排出。

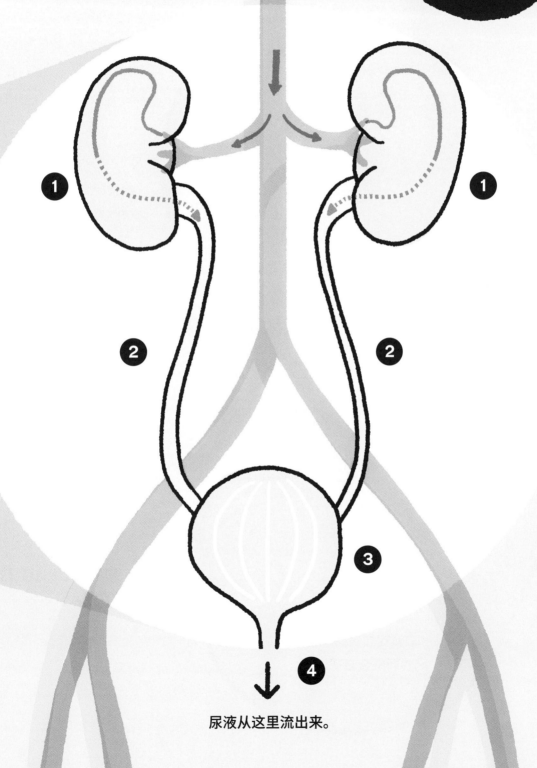

肾脏外部

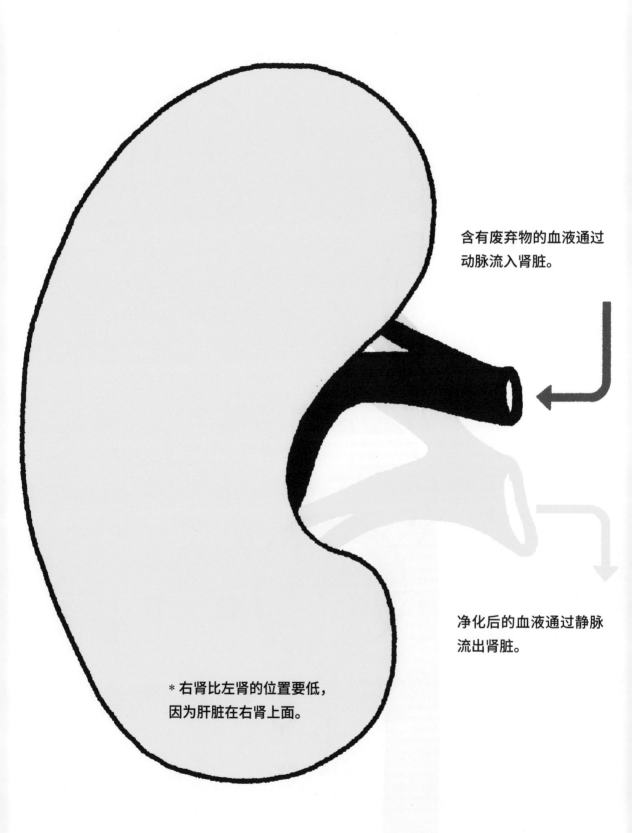

含有废弃物的血液通过
动脉流入肾脏。

净化后的血液通过静脉
流出肾脏。

* 右肾比左肾的位置要低，
因为肝脏在右肾上面。

肾脏内部

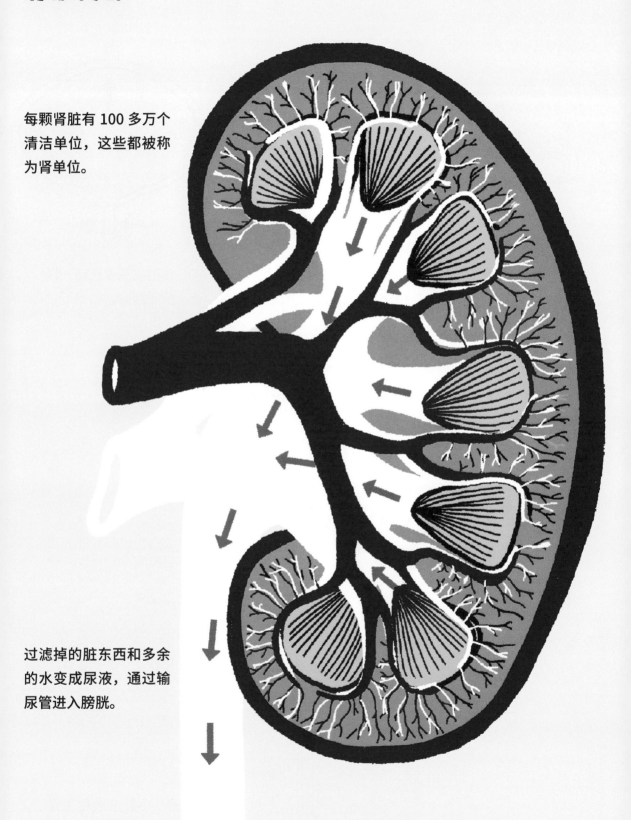

每颗肾脏有 100 多万个清洁单位，这些都被称为肾单位。

过滤掉的脏东西和多余的水变成尿液，通过输尿管进入膀胱。

尿液都储存在膀胱里。

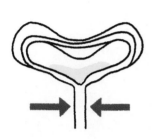

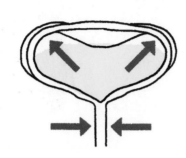

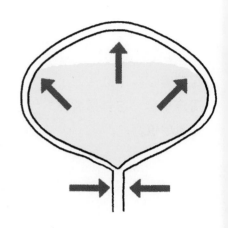

尿液通过输尿管从肾脏排出。

一阵尿意袭来，马上去找卫生间。

你的膀胱像气球一样膨胀起来。

身体会发出信号：
你需要去上厕所了！

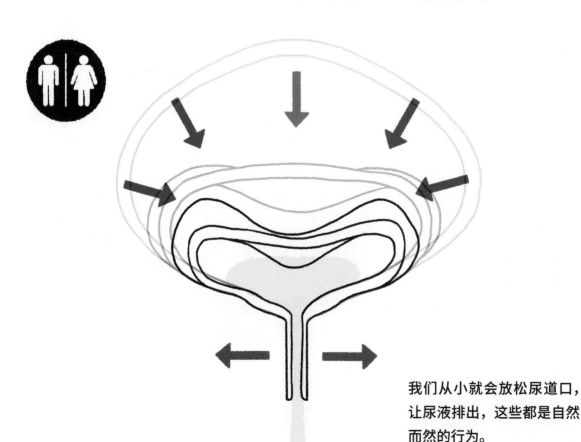

我们从小就会放松尿道口，让尿液排出，这些都是自然而然的行为。

膀胱的尿液排出后，呼，
终于可以松口气了。

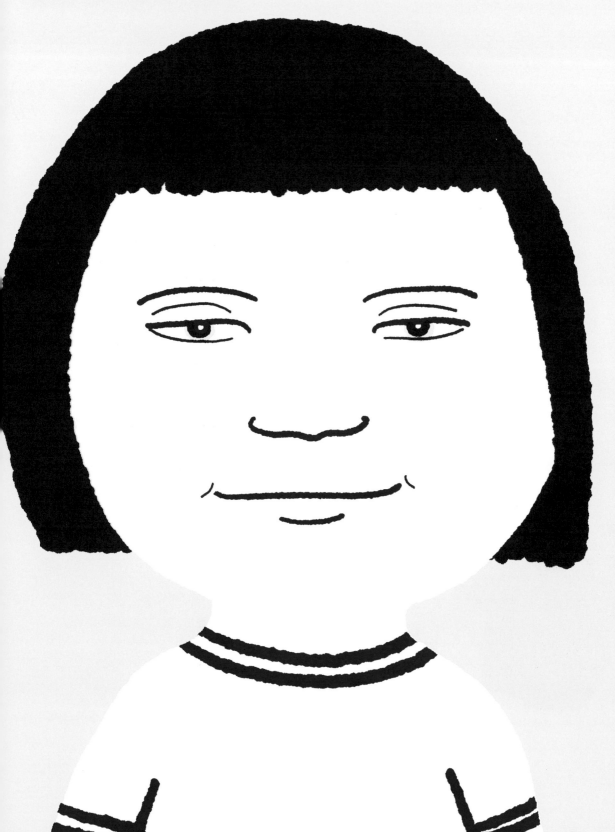

学会上厕所是需要时间的。

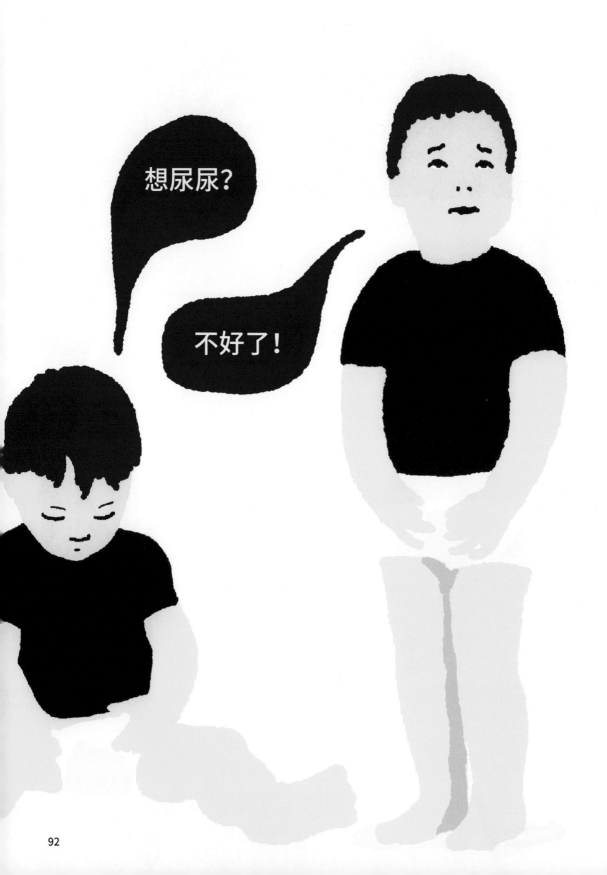

啊啊啊！

我要去上厕所。

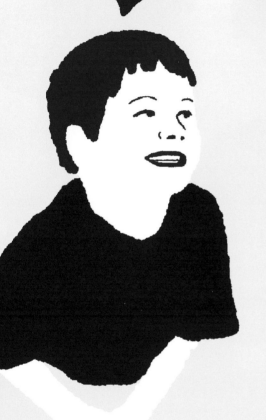

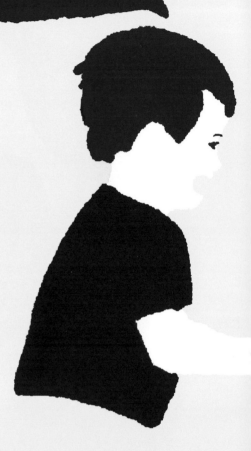

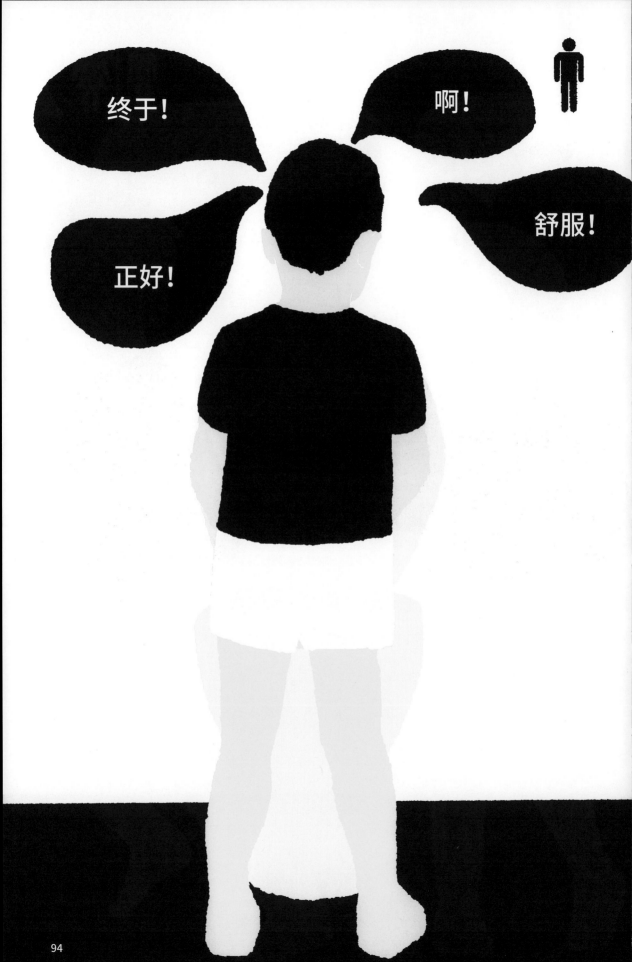

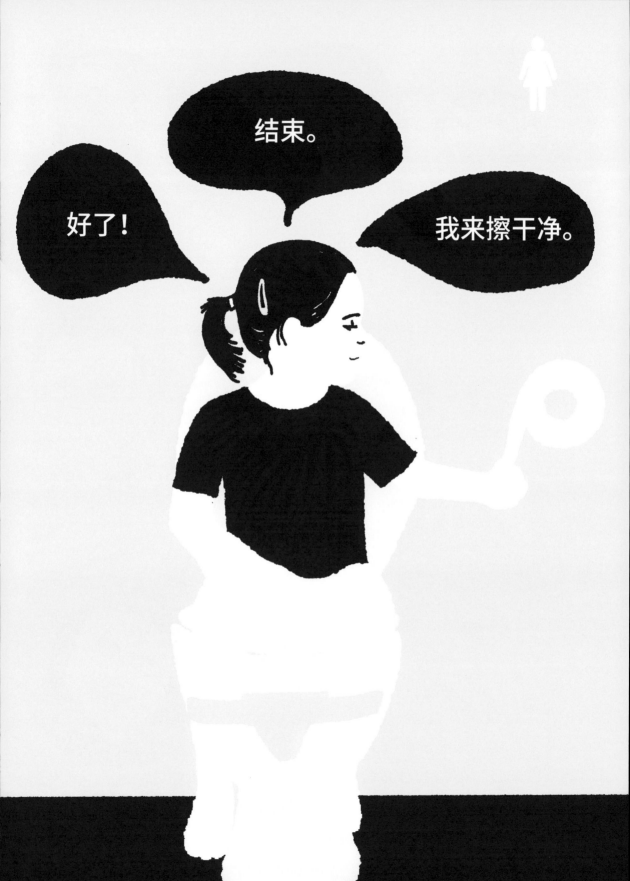

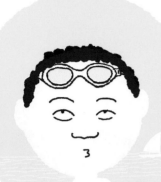

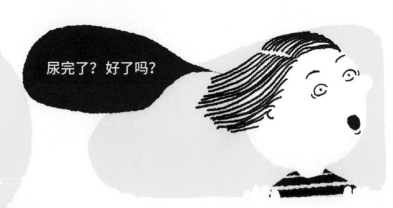

偷尿在泳池里是不对的

总是催别人快点尿

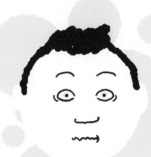

不会发现我尿在树林里吧

别看，我尿不出

一泡冲天尿

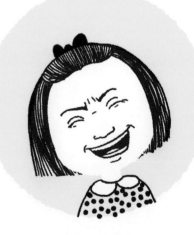

有艺术感的尿

尿完一身轻松

尿尿专家

口水

吃饭啰！

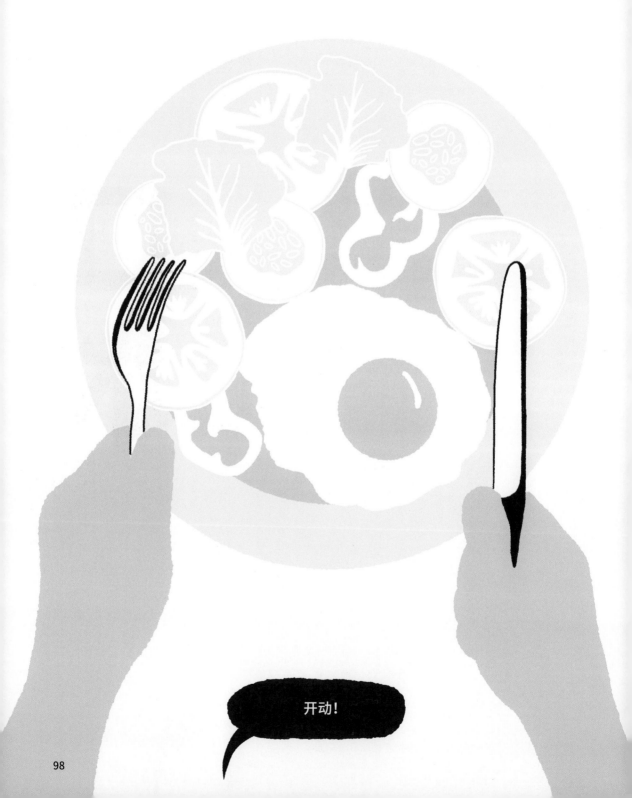

口水会让你嘴巴里的食物变得
湿润，使你更容易吞咽。

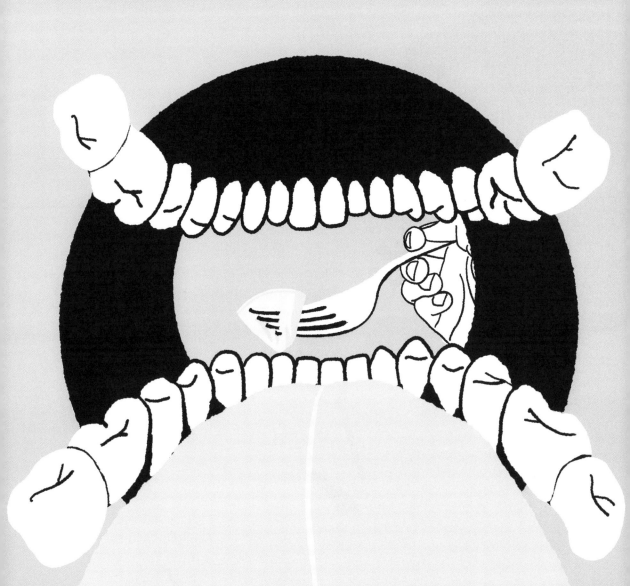

口水还会刺激味蕾，
帮助舌头尝出味道。

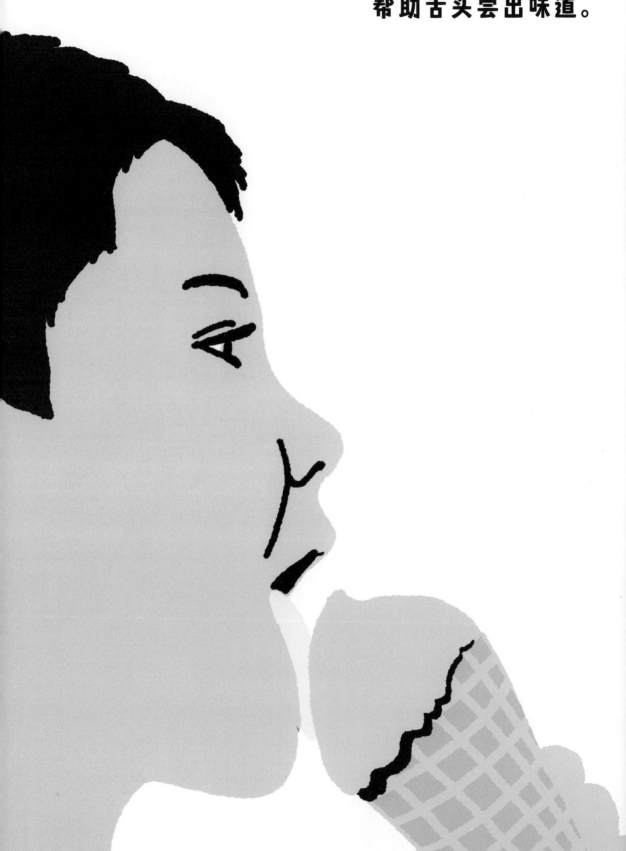

口水会湿润口腔，
能利索地讲话，
多亏了它。

哇 呀 呀 呜 啦 啊 啦 哈 哈

即使你什么都不做，唾液腺
也会自然产生口水。

1. 我们每个人有数百个小唾
液腺。
2. 我们脸部两边各有三对主
唾液腺，也就是一对腮腺、
一对颌下腺和一对舌下腺。

口水里 99% 都是水，剩下
的成分是帮助口水执行任务
的化学物质。

口水工厂

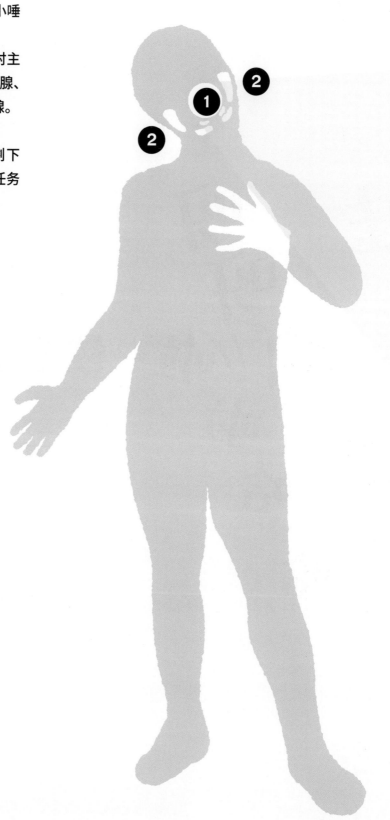

小唾液腺分布在整个口腔内。

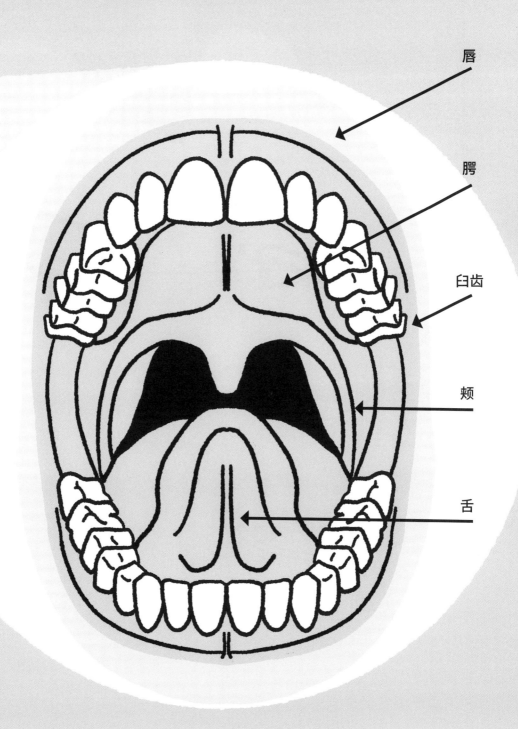

唇

腭

臼齿

颊

舌

口水能保持口腔湿润，
起到保护作用。

主唾液腺

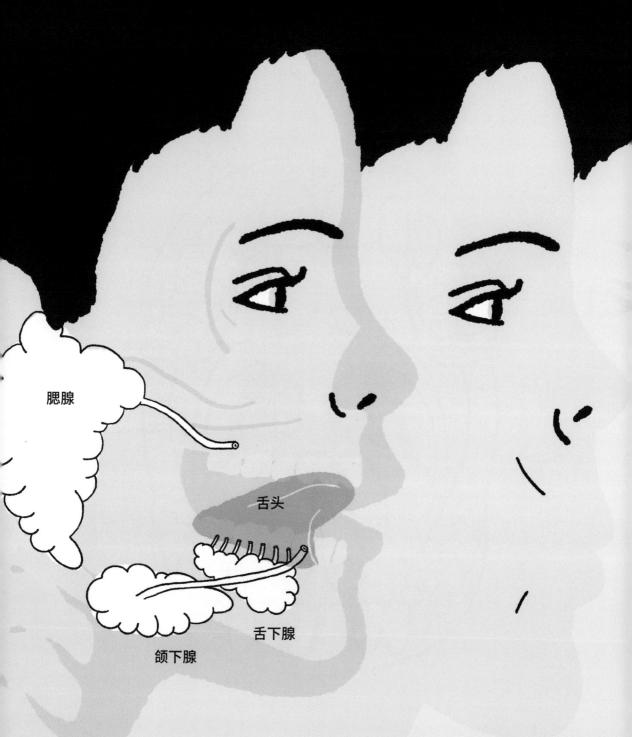

腮腺

舌头

舌下腺

颌下腺

90% 的口水都由主唾液腺产生。

口水通过导管到达口腔。

咀嚼会产生更多的口水，让我们口中的食物湿答答、软绵绵的。

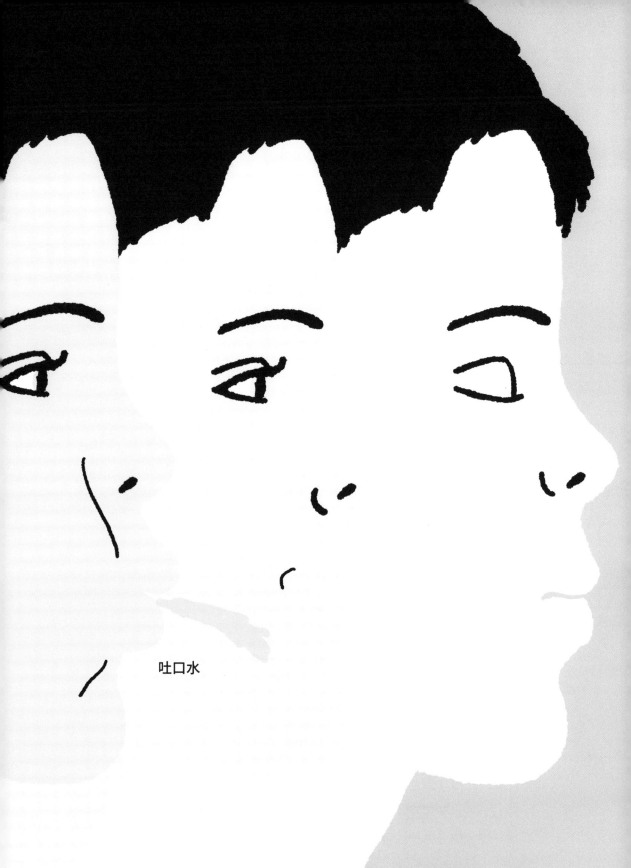

吐口水

世界上甚至有专门的
吐口水比赛。

当你不咀嚼也不说话
时，口水更黏稠。

当你睡觉时，分泌的
口水比较少。

有一些食物会刺激口水分泌。

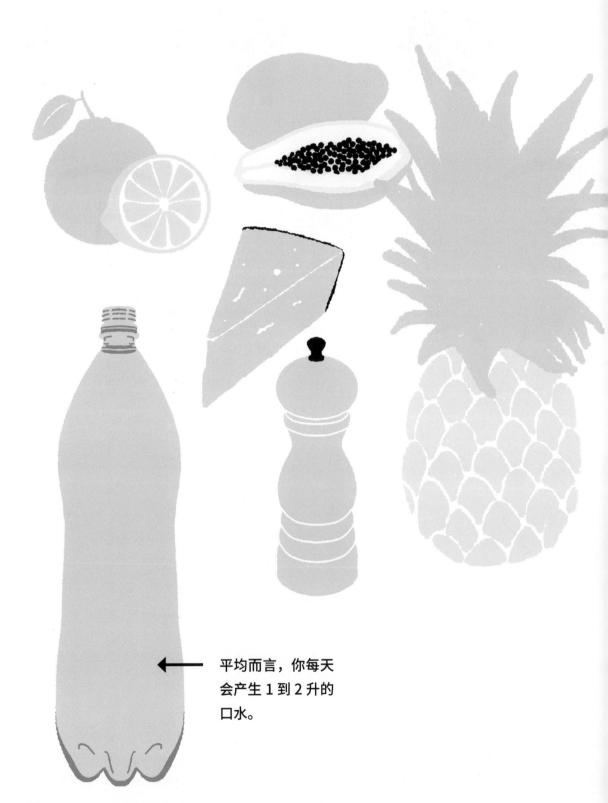

平均而言，你每天会产生 1 到 2 升的口水。

**面对喜欢的食物，
你会忍不住流口水。**

这是一个反射性动作，说明
你的身体已经准备好美美地
大吃一顿了。

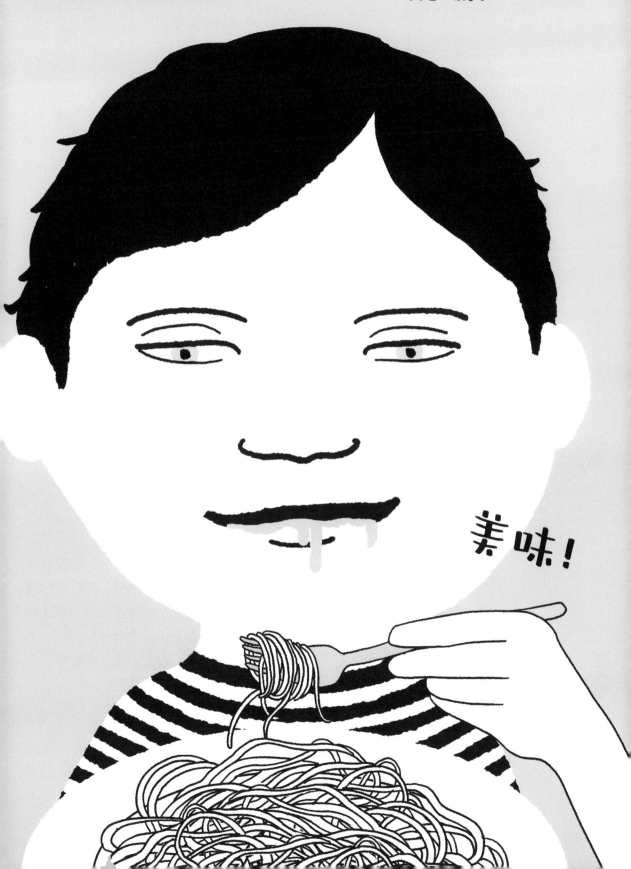

美味！

嚼啊嚼，面包会变甜。

你的口水将面包中的淀粉转化为了糖分。食物的消化从这里就开始了。

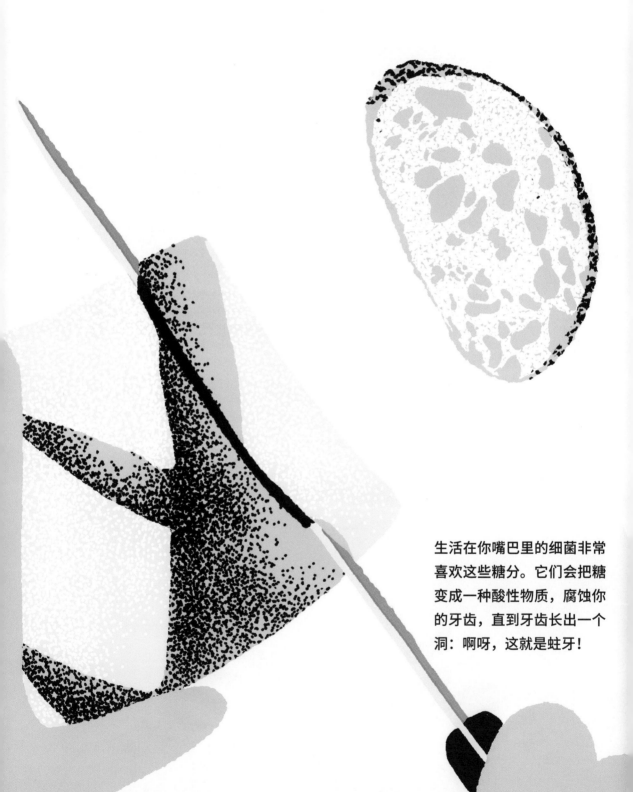

生活在你嘴巴里的细菌非常喜欢这些糖分。它们会把糖变成一种酸性物质，腐蚀你的牙齿，直到牙齿长出一个洞：啊呀，这就是蛀牙！

小婴儿总在流口水。

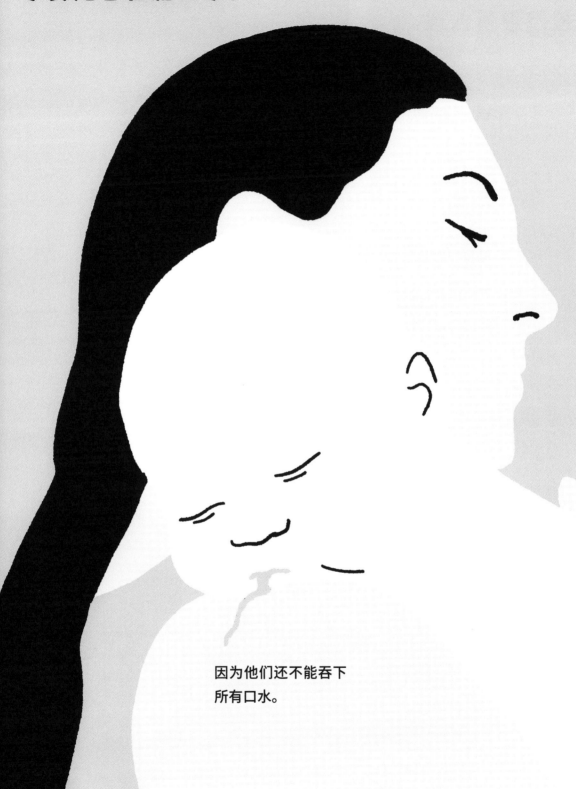

因为他们还不能吞下
所有口水。

口水能保护牙齿，
抵抗细菌入侵。

即使如此，吃完饭后，你也
要好好刷牙哦。

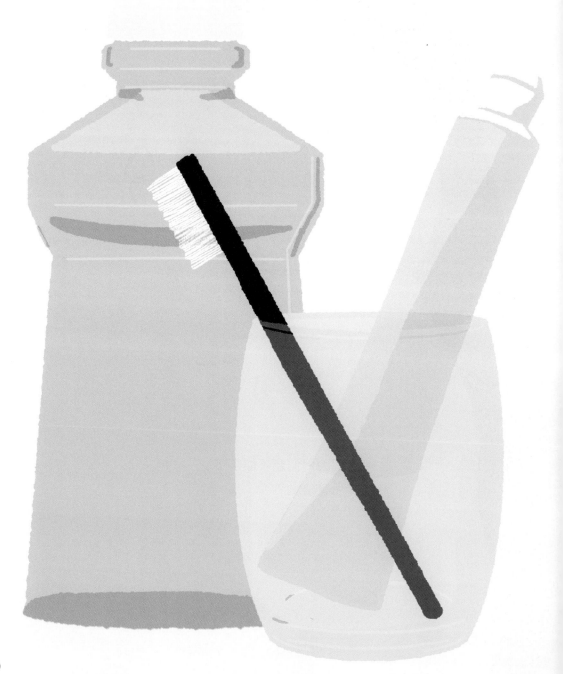

觉得口干？这是身体发出的警告，让我们及时喝水，保持水的平衡。

哇，我好渴！

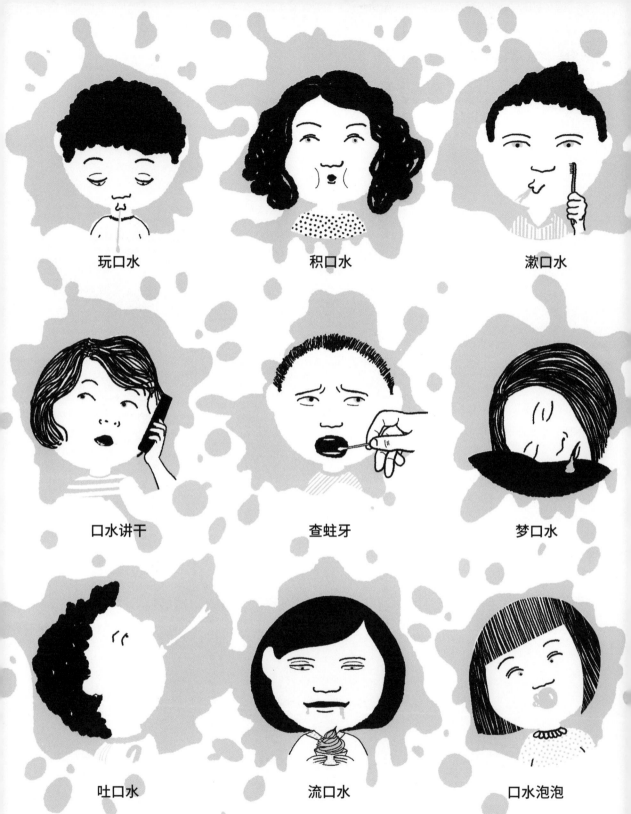

玩口水　　　　　　　积口水　　　　　　　漱口水

口水讲干　　　　　　查蛀牙　　　　　　　梦口水

吐口水　　　　　　　流口水　　　　　　　口水泡泡

口水专家

血液

你的身体由几十万亿个细胞组成！

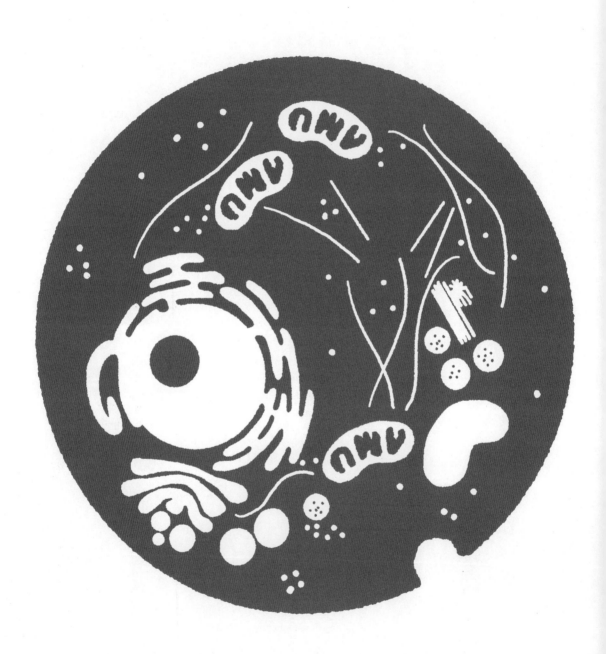

和你一样，细胞需要补充营养，
也会产生废物。

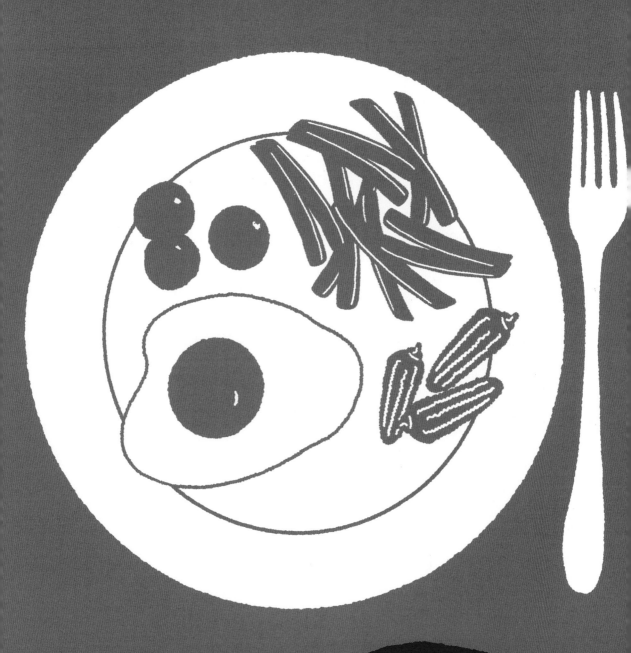

一个细胞也需要
去厕所吗？

血液负责向细胞输送
它们所需的一切，

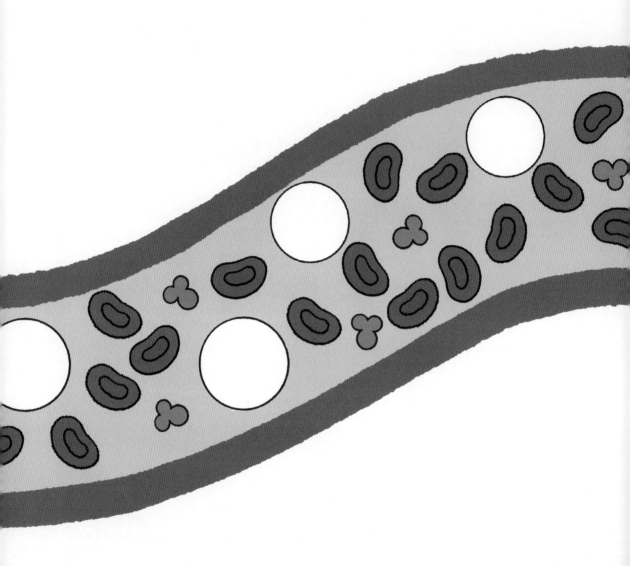

然后带走不需要的东西。

细胞吸收营养、
氧气、水分……

它们会留下废物、
二氧化碳。

血液流通地图

血液通过血管系统（动脉、静脉、毛细血管）流经身体。

在心脏的推动下，血液能流向所有的角落。一天要来回数千次！

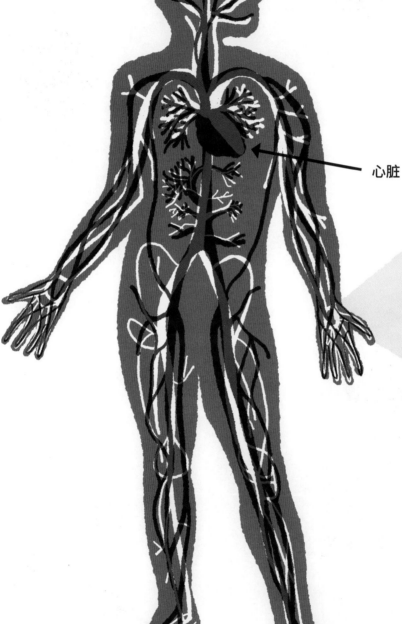

心脏

**动脉将富含氧气的血液从
心脏输送到细胞中。**

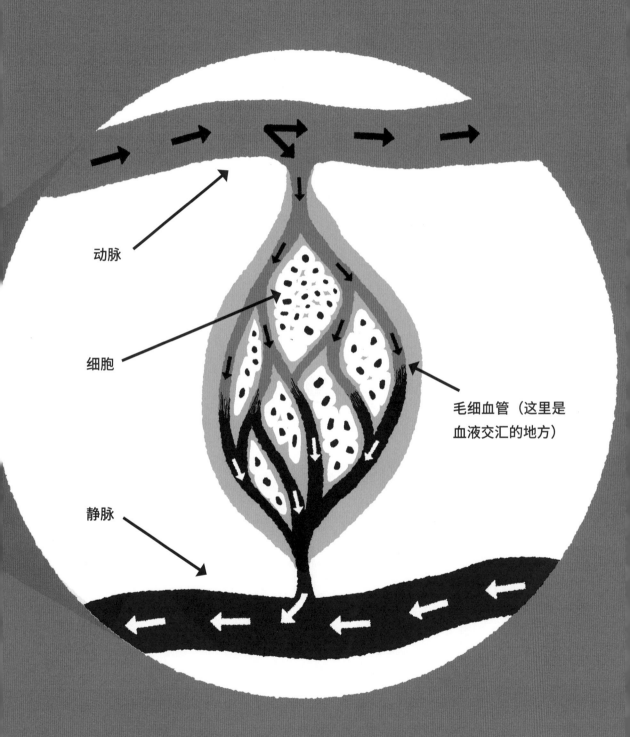

动脉

细胞

毛细血管（这里是
血液交汇的地方）

静脉

静脉将缺氧的血液送回心脏。

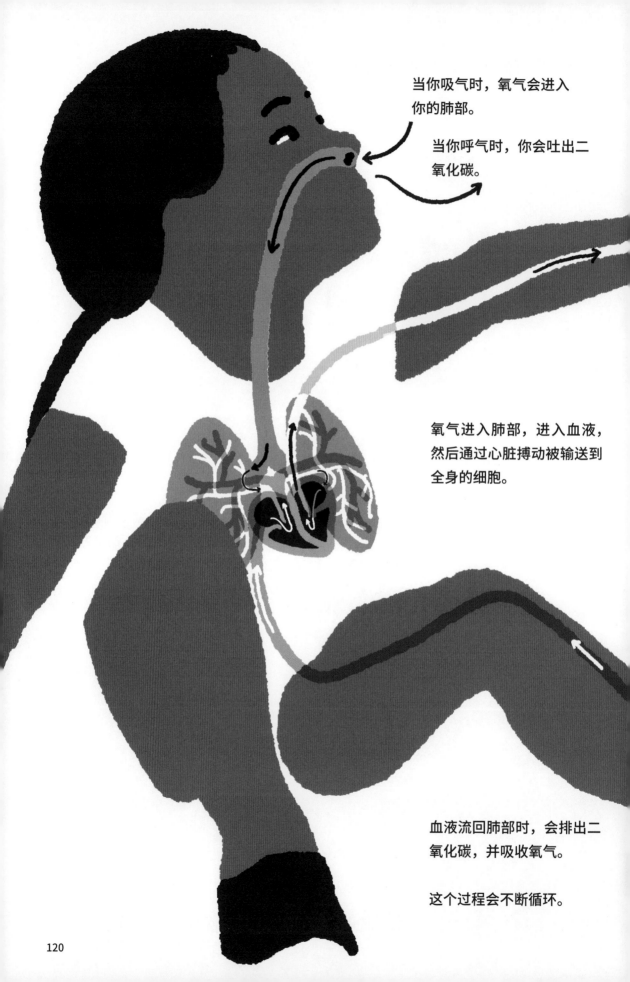

当你吸气时，氧气会进入你的肺部。

当你呼气时，你会吐出二氧化碳。

氧气进入肺部，进入血液，然后通过心脏搏动被输送到全身的细胞。

血液流回肺部时，会排出二氧化碳，并吸收氧气。

这个过程会不断循环。

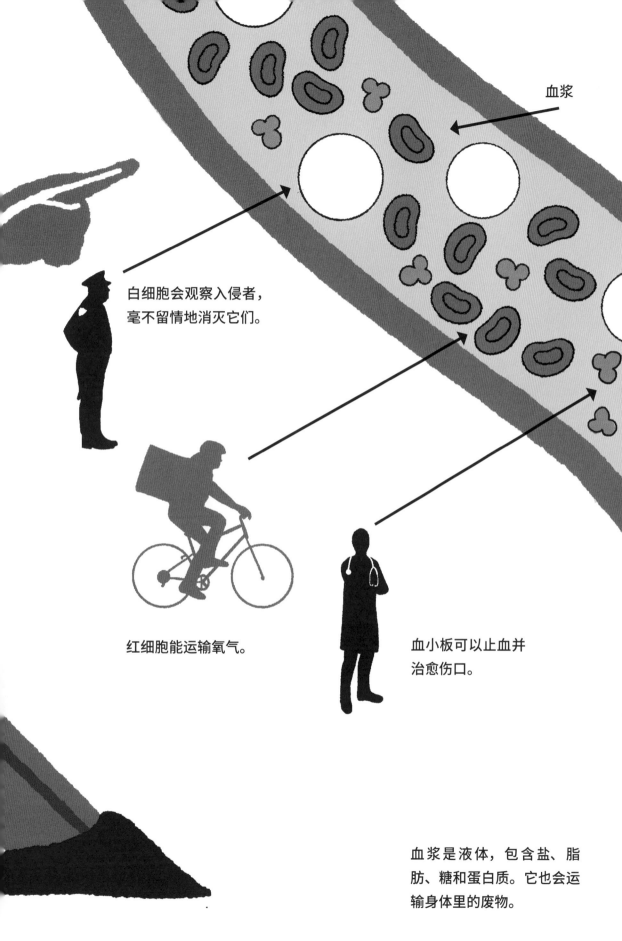

血浆

白细胞会观察入侵者，
毫不留情地消灭它们。

红细胞能运输氧气。

血小板可以止血并
治愈伤口。

血浆是液体，包含盐、脂
肪、糖和蛋白质。它也会运
输身体里的废物。

心脏是将血液泵送到
全身的引擎。

身体里缺氧的血液会
流入心脏。

肺部里富含氧气的血
液也会流入心脏。

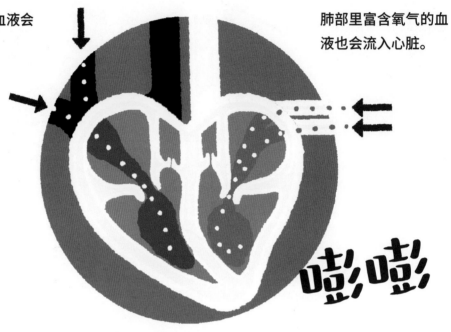

嘭嘭

血液流向肺部，好吸
收氧气。

就这样，富含氧气的
血液流向了整个身体。

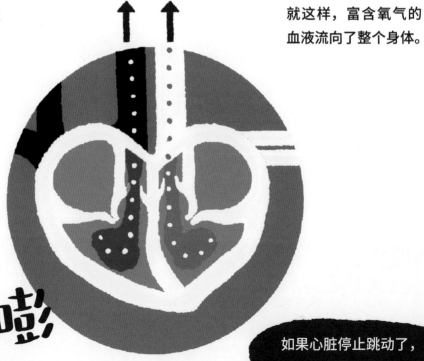

嘭嘭

如果心脏停止跳动了，
人会死去吗？

跑步的时候，你的心脏会跳得很快。

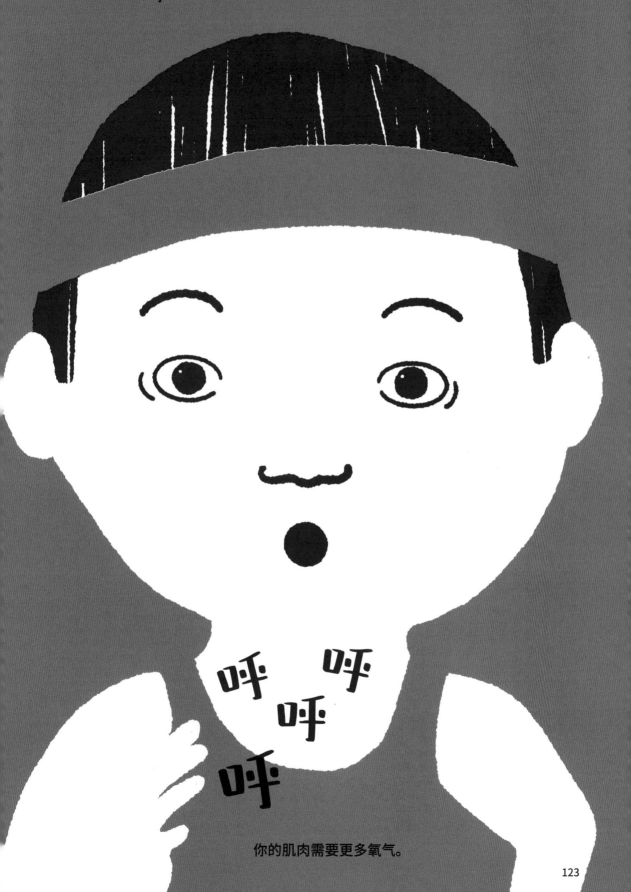

你的肌肉需要更多氧气。

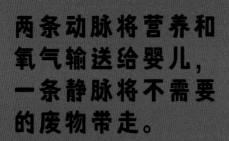

两条动脉将营养和
氧气输送给婴儿，
一条静脉将不需要
的废物带走。

血液沿着脐带从妈妈的胎盘
流向小婴儿的肚脐。

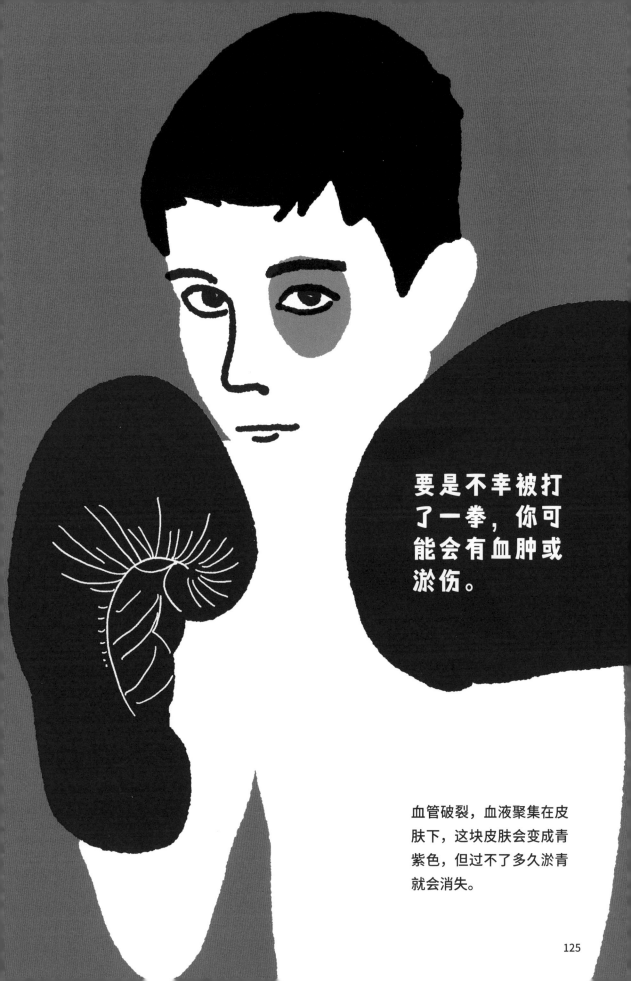

要是不幸被打了一拳，你可能会有血肿或淤伤。

血管破裂，血液聚集在皮肤下，这块皮肤会变成青紫色，但过不了多久淤青就会消失。

哎呀！
又撞到了！

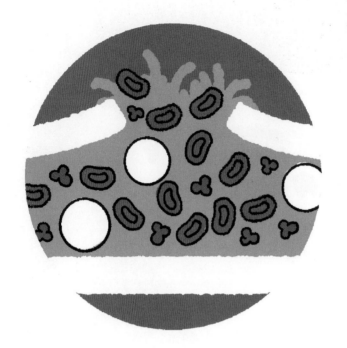

当血管破裂时，血会流出来。

这时候微生物就会趁虚而入，好在白细胞已经准备好和它们战斗了。

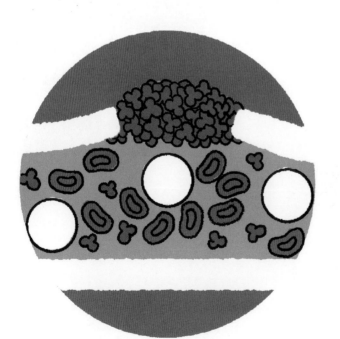

血小板会形成一层保护膜阻止流血。

皮肤表面结痂后，微生物就没法进来了。

皮肤层里面开始愈合了。

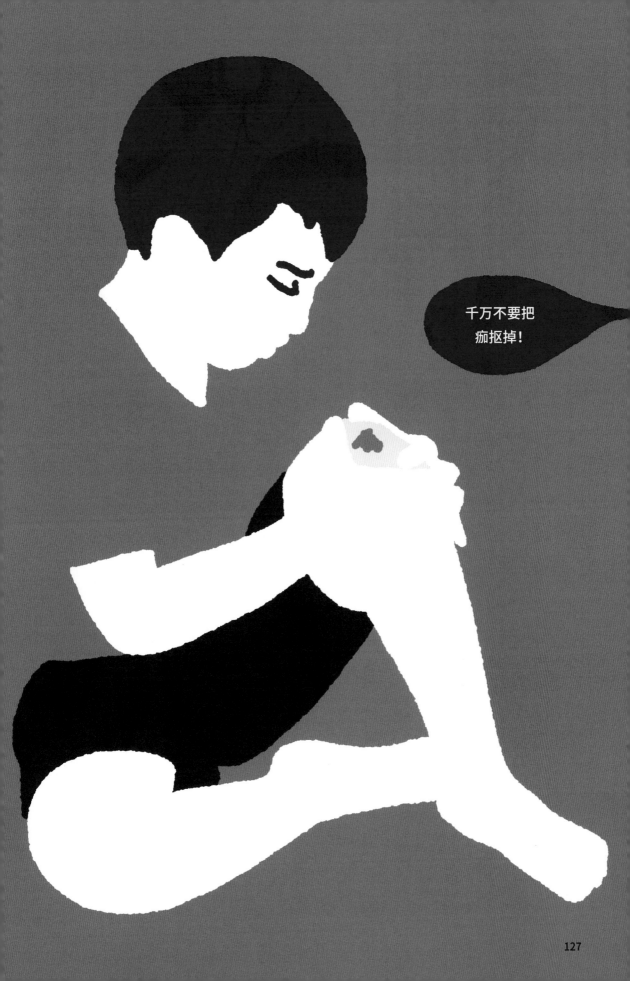

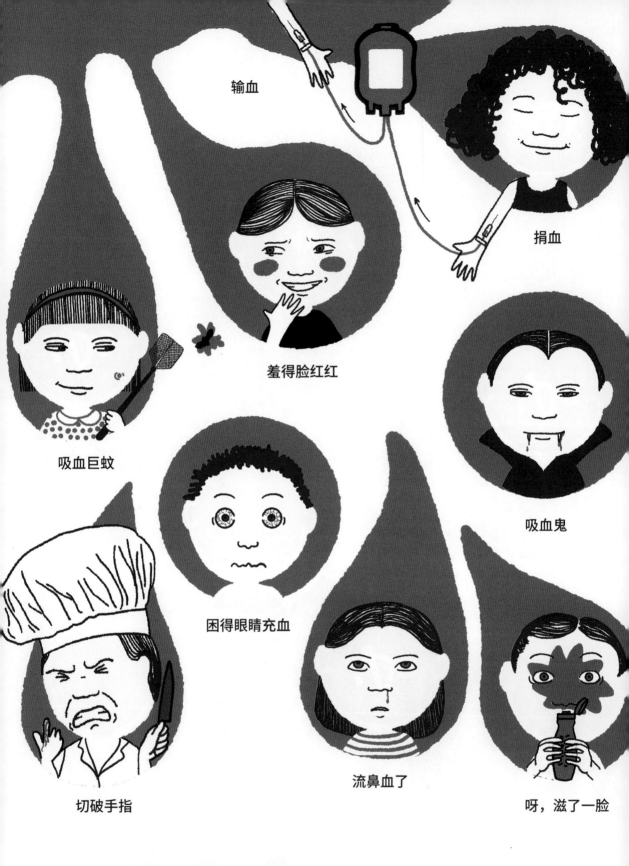

输血

捐血

羞得脸红红

吸血巨蚊

困得眼睛充血

吸血鬼

切破手指

流鼻血了

呀，滋了一脸

血液专家

汗液

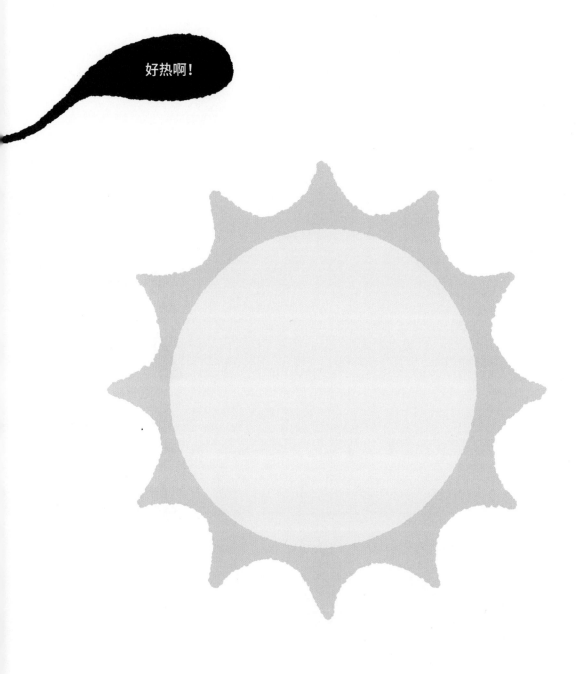

汗液是你身体的制冷系统。

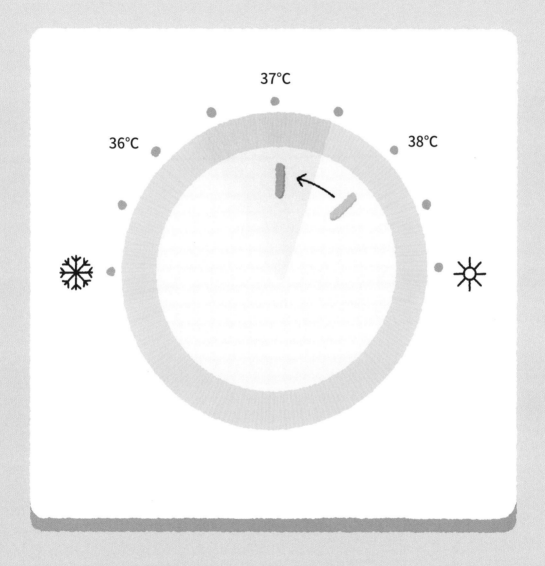

你的身体在稳定的体温下才能正常运转。

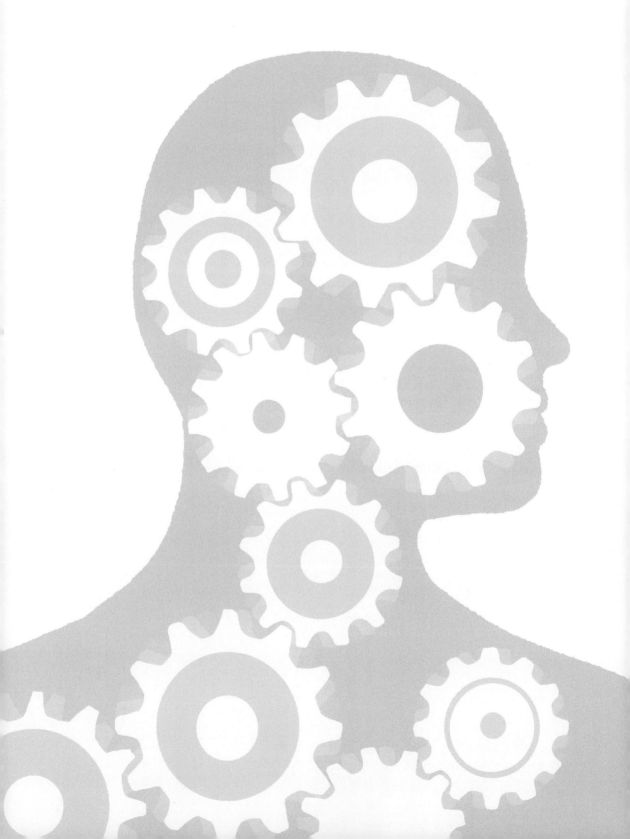

体温上升时，需要降降温。

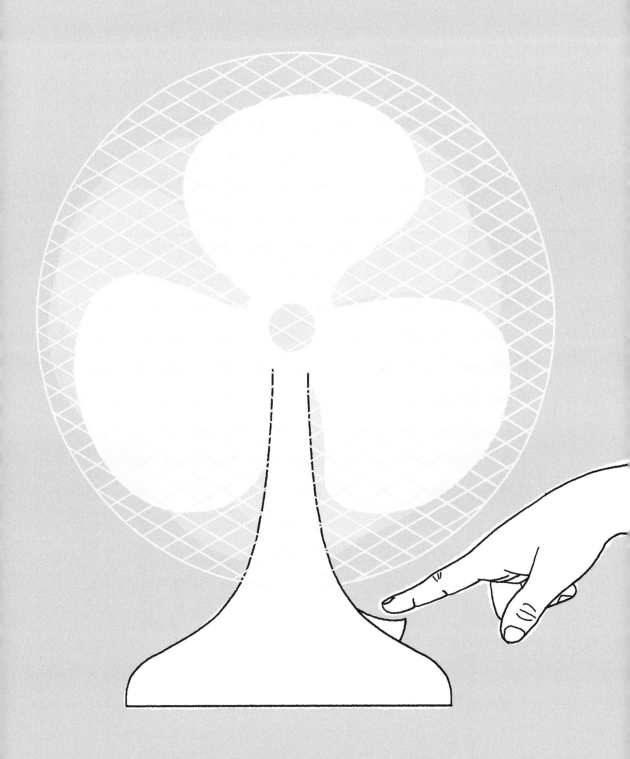

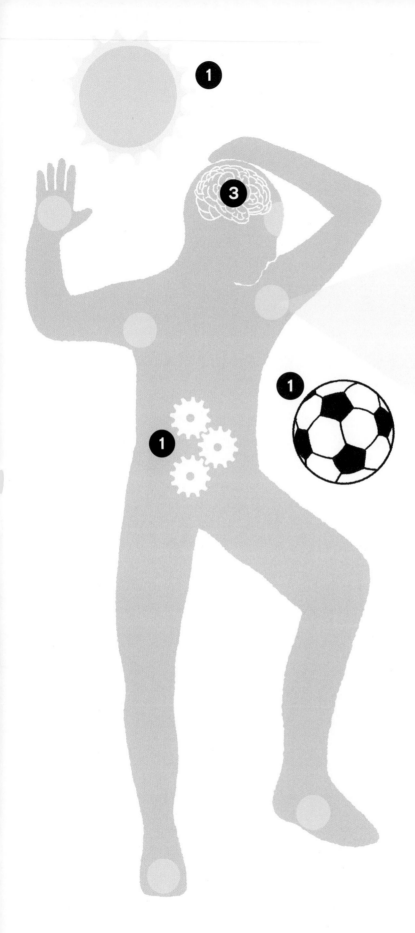

排汗机制

1. 你的体温会因为种种原因升高。
2. 皮肤上的传感器接收到体温升高的信息，并发出警告。
3. 大脑中的恒温器发出指令。
4. 汗腺产生的汗液从毛孔中流出来。

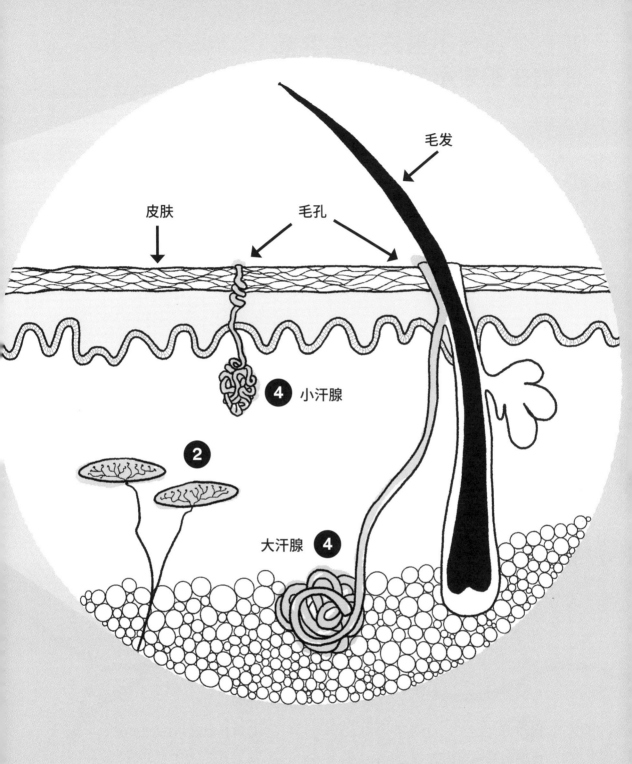

毛发

皮肤

毛孔

4 小汗腺

2

大汗腺 **4**

汗腺遍布全身，在你的额头、腋下、手掌和脚底尤其多。

即使你感觉不到汗液流下来，
你也在不知不觉中一直出汗。

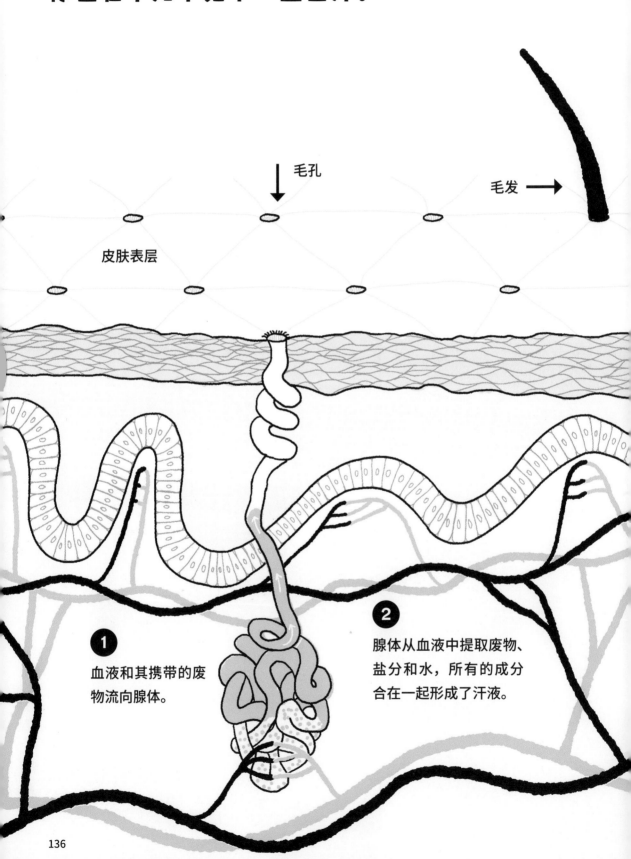

毛孔

毛发 →

皮肤表层

1 血液和其携带的废物流向腺体。

2 腺体从血液中提取废物、盐分和水，所有的成分合在一起形成了汗液。

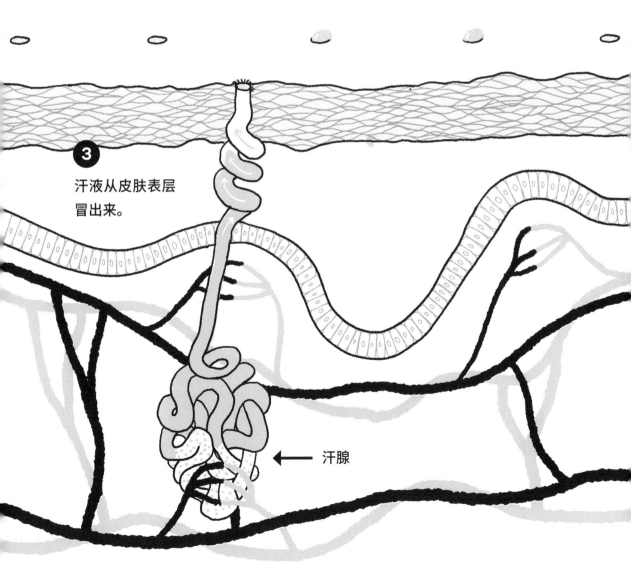

5

当汗液蒸发时，多余的热量就会散去，你会感到凉爽多啦！

啊！汗液的盐分会留在皮肤上，所以汗液是咸咸的。

4

汗液从皮肤毛孔排出。

3

汗液从皮肤表层冒出来。

← 汗腺

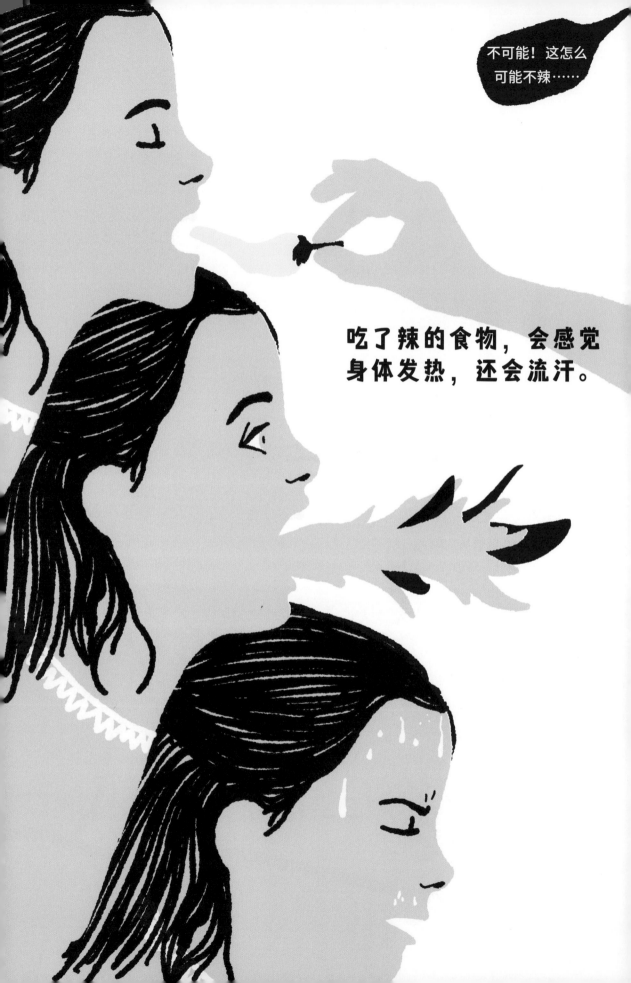

兴奋和压力都会让我们出汗。

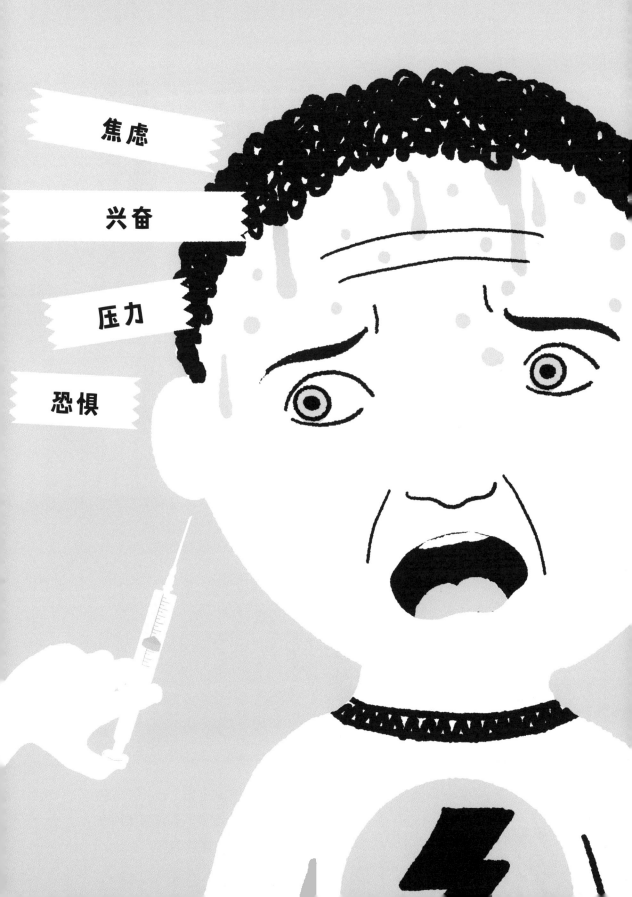

汗液本身没有
气味。

所谓的汗臭味，是
皮肤上的细菌发酵
和分解汗液造成的。

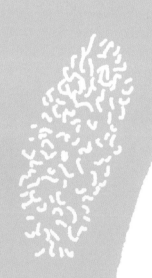

从青春期开始，我们身上的
汗味会加重，身体除臭剂这
种产品会帮上大忙。

当细菌分解脚汗时，它们释放的物质与一些奶酪类似，闻起来都臭烘烘的。

我们需要为身体
补充水分。

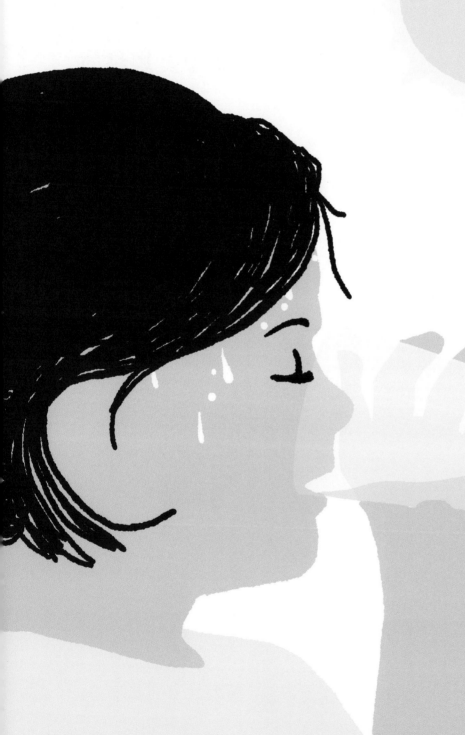

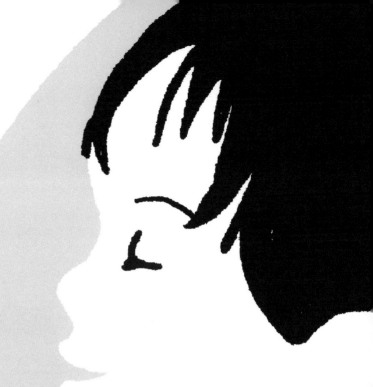

要勤洗澡，
身体才不会
臭臭的。

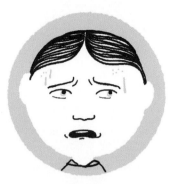

吓到出汗

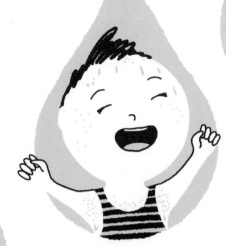

兴奋到出汗

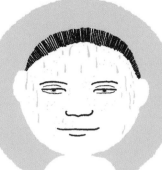

泡澡，舒服到出汗

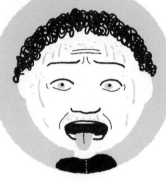

辣到出汗

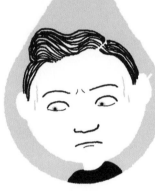

困惑到出汗

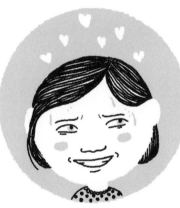

好喜欢他，腼腆到出汗

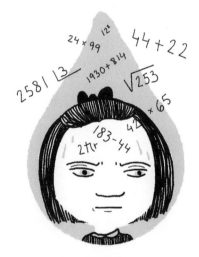

考试前紧张到出汗

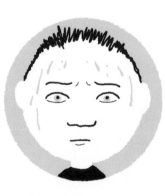

被抓住了！流冷汗

汗液专家

还有更多
湿答答的
东西……

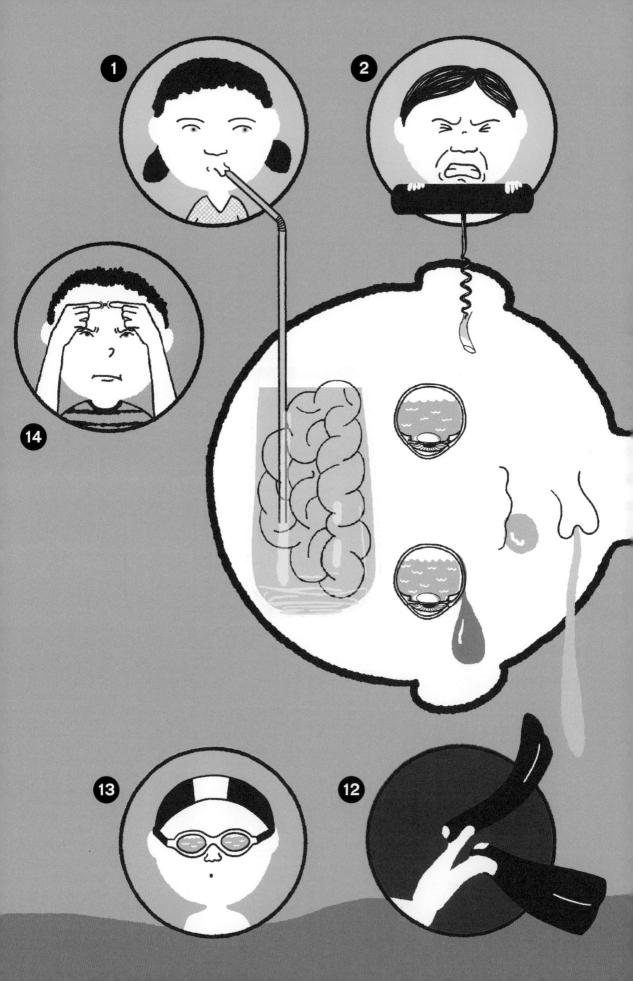

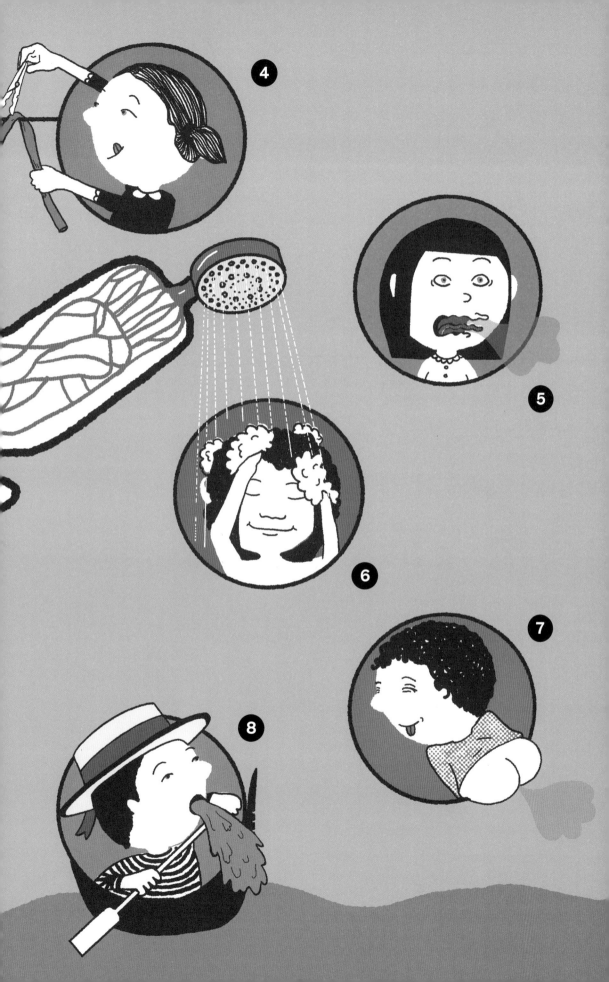

1. 脑脊液
2. 耳屎
3. 心包液
4. 腹腔积液
5. 嗝
6. 淋巴
7. 屁
8. 呕吐物
9. 滑膜液
10. 胃液
11. 胆汁
12. 胸腔积液
13. 玻璃体
14. 脓液

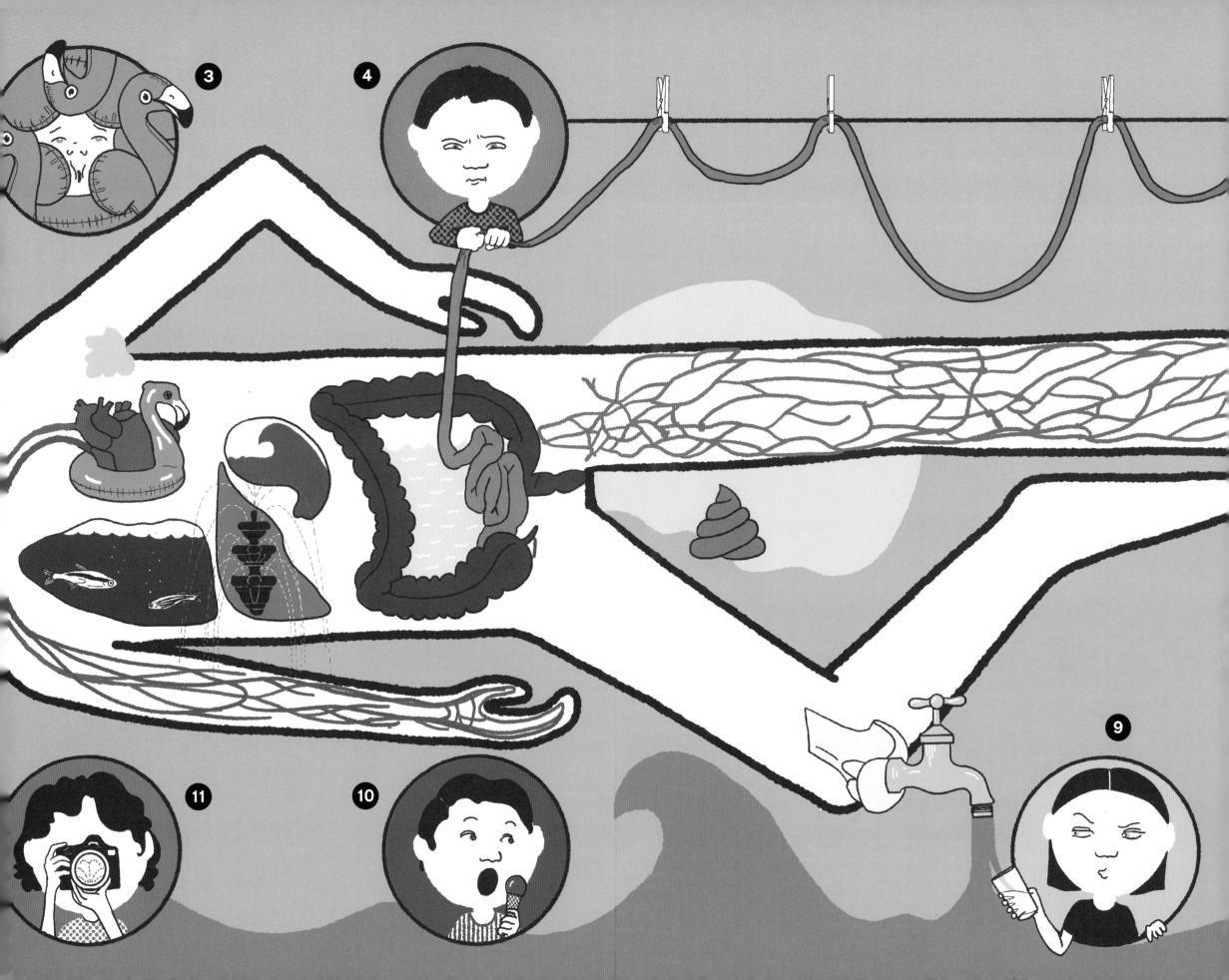

图书在版编目（CIP）数据

湿答答的身体 /（西）贝尔塔·帕拉莫著；邵一雪
译. -- 上海：上海人民美术出版社，2024.5
ISBN 978-7-5586-2909-9

Ⅰ.①湿… Ⅱ.①贝…②邵… Ⅲ.①人体－儿童读
物 Ⅳ.①R32-49

中国国家版本馆 CIP 数据核字(2024)第 046280 号

First published in Spain by Litera Libros

© 2021 Litera Libros

© 2021 Berta Páramo

This edition was published by arrangement with Birds of a Feather Agency, Portugal

本书中文简体版权归属于银杏树下（上海）图书有限公司
著作权合同登记号图字：09-2023-0970

湿答答的身体

编　　者：[西] 贝尔塔·帕拉莫
译　　者：邵一雪
项目统筹：尚　飞
责任编辑：张琳海
特约编辑：周小舟
装帧设计：墨白空间·李　易
出版发行：上海人民美术出版社
　　　　　（上海市号景路 159 弄 A 座 7 楼）
　　　　　邮编：201101　电话：021-53201888
印　　刷：天津裕同印刷有限公司
开　　本：787mmx1092mm　1/16
字　　数：46 千字
印　　张：9.5
版　　次：2024 年 5 月第 1 版
印　　次：2024 年 5 月第 1 次
书　　号：978-7-5586-2909-9
定　　价：88.00 元

读者服务：reader@hinabook.com 188-1142-1266
投稿服务：onebook@hinabook.com 133-6631-2326
直销服务：buy@hinabook.com 133-6657-3072
官方微博：@ 浪花朵朵童书

后浪出版咨询（北京）有限责任公司　版权所有，侵权必究
投诉信箱：editor@hinabook.com　fawu@hinabook.com
未经许可，不得以任何方式复制或者抄袭本书部分或全部内容
本书若有印、装质量问题，请与本公司联系调换，电话 010-64072833